かかりつけ医機能と感染症有事

欧州に学ぶコロナ危機対応の問題点

森井大一

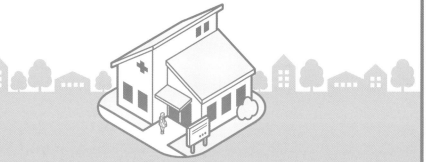

勁草書房

はじめに

　かかりつけ医機能が発揮される制度整備に関して，2023年5月に医療法改正が行われ，2025年4月1日から本格的に施行されることとなった[1]．これに対しては，かかりつけ医制度推進論の立場から，制度整備が不十分であるとの意見がある．このかかりつけ医制度推進論は，しばしば欧州諸国のかかりつけ医制度をモデルとして論じ，また，日本でもかかりつけ医が「制度化」されていればもっと有効にコロナに対応することができたと主張する．そこで，日本医師会では，欧州各国におけるかかりつけ医の現状と，かかりつけ医によるコロナ対応の実態を調査するため，2023年5月から6月にかけてイギリス[2]，ドイツ，フランスに調査団（団長：鈴木邦彦（当時）茨城県医師会長）を派遣した．この調査では，2週間の滞在中，約2時間のヒアリング（医療機関の場合は医療現場の視察も含むためさらに長時間となった．）を合計23セッション実施した．うち1つは，相手方担当者の急病のため，帰国後にオンラインで実施した．1セッションのみ録音・録画の許可が得られなかったが，他のセッションは許可を得て録音・録画を行った．ヒアリング対象は，病院

---

1 https://www.sangiin.go.jp/japanese/joho1/kousei/gian/211/pdf/s0802110162110.pdf
2 今回の訪問調査ではロンドンのみを訪問しており，現地の関係者は原則としてEngland（イングランド）の状況や制度に基づいてインタビューに応じたものと考えられる．そのため，本書において引用部分以外で「イギリス」として記載しているのは，特別の注釈がない限りイングランドを意味する．

及び診療所の実地医家，民間病院，高齢者施設，医療系シンクタンク，職能団体，総合医の学会・協会，政策関係者，診療報酬支払基金等であった．筆者は，この調査団の計画から実施に至る全過程の実務を担当した．

　本書では，いわゆる「かかりつけ医制度」の推進論を紹介した上で，イギリス，ドイツ，フランスの医療制度の実体を踏まえて，登録制に基礎づけられるかかりつけ医制度が，コロナへの対応には役に立たなかったこと，及びかかりつけ医制度を有している国の実態が「日常的な医療崩壊」とも言い得るものになっていることを紹介する．そのことを通して，かかりつけ医制度推進論の問題点を明らかにするものである．
　本書は，日医側担当者として調査団に加わった筆者の個人的見解に基づくものであり，日本医師会及び調査団に参加された有識者の先生方の見解とは必ずしも一致するものではない．しかし，本訪問調査にあたっては，調査団に参加された先生方から筆者に対して細かな指導をいただき，また多角的な視点を提供していただいた．これらの支援がなければ，本書をまとめることは不可能であった．また，ドイツの現地コーディネーター兼通訳である吉田恵子氏，及びフランスの現地コーディネーター兼通訳である奥田七峰子氏には，調査の計画段階から関わっていただき，調査団帰国後にも様々な調査をお願いした．とりわけ現地の制度をなるだけ現地語で表記するという執筆方針（筆者のわがまま）の貫徹は，両氏への膨大な問い合わせなくして不可能であった．これらの支援及び協力をいただいたことに対し，調査団に参加された先生方と現地の両氏に深く感謝する．

訪問先

月日	国	訪問先
5月30日	イギリス	Nuffield Trust（医療系シンクタンク）
		Hetherington Group Practice（ロンドンのGP診療所）
		ボグダン医師（社会的処方の政策関係者）
5月31日		Royal College of General Practitioners（GP協会）
		コン医師（ベテランGP，地域の医療行政のchairも多数歴任）
6月1日		St. Mary's Hospital（ロンドンの基幹病院の1つ）
		North West London ICB（ICSという医療圏ごとの意思決定機関）
		米澤ルミ子氏（Epsom and St. Helier University Hospitalsというロンドンの急性期病院の情報部門の責任者）
6月2日		ロンドンブリッジ病院（プライベート診療専門病院）
6月5日	ドイツ	ビュルガー診療所（ベルリン市内のかかりつけ医診療所）
		ベルリン・ブランデンブルク州家庭医協会
		連邦保険医協会
		家庭医協会（ドイツ全体の家庭医協会）
6月6日		ブランデンブルク州保険医協会
6月7日	フランス	CMG France（フランス一般医学会，総合医の学会）
		CNAM（全国疾病保険金庫フランス最大の支払金庫）
		ジルベール教授（フランスにおける総合医の権威，パリ・シテ大学名誉教授）
6月8日		CPTS（多職種連携のプライマリケアのプラットフォーム）
		メゾン・ド・サンテ（グループ診療所）
		フランス医師会
6月9日		民間急性期病院
		医療付き高齢者施設
帰国後オンラインで実施	ドイツ	Vivantes病院救急部長ホッテンバッハー医師（ベルリン市出資の大病院）

目　次

はじめに …………………………………………………………… i

第1章　日本における"かかりつけ医機能制度整備"の議論 …………………… 1
　　かかりつけ医機能／かかりつけ医がなぜ必要か ………… 1
　　かかりつけ医制度化論の特徴 ……………………………… 8
　　かかりつけ医制度とは ……………………………………… 14
　　「かかりつけ医」という用語 ……………………………… 16

第2章　イギリス，ドイツ，フランスにおける"かかりつけ医"と"コロナ" ………… 31
　　基本的な"医療提供能力" ………………………………… 31
　　欧州3か国のコロナ状況 …………………………………… 32
　　イギリス，フランスにおけるコロナの始まり ………… 33
　　イギリス，フランスのかかりつけ医によるコロナ対応 … 37
　　軌道修正したフランスとしなかったイギリス ………… 39
　　ドイツの「開業医」のコロナ対応 ……………………… 46
　　イギリス，フランス，ドイツのコロナ対応の総括 …… 55

第3章　3か国の"かかりつけ医制度" ……………………… 57
　　イギリスのGP ……………………………………………… 57

ICS/ICB と PCN 及び GP への支払い／イギリスの医療
　　　関連予算／イギリスの GP の実態／社会保障が社会統合
　　　を阻む？／社会保障機能の分離主義と統合主義
　　ドイツのハウスアルツト（Hausarzt）……………………89
　　　医療文化としてのかかりつけ医／需要計画／ドイツの診
　　　療所の実態
　　フランスの MT（médecin traitant）………………………97
　　　MT 不足と多職種連携・他職種タスクシフト／フランス
　　　の診療所の実態

第4章　日本のコロナ対応と3か国との比較………109
　　日本の課題………………………………………………………109
　　「モザイクな有事」という構え………………………………112
　　日本のコロナ対応を難しくした原因…………………………122
　　「仙台方式」の再評価…………………………………………128
　　次の感染症危機に備えるために必要なこと…………………131
　　　「次の感染拡大に向けた取組の全体像」（2021 年 11 月 12
　　　日）／「新型コロナウイルス感染症へのこれまでの取組を
　　　踏まえた次の感染症危機に向けた中長期的な課題につい
　　　て」（2022 年 6 月 15 日）／「新型コロナウイルス感染症に
　　　関するこれまでの取組を踏まえた次の感染症危機に備え
　　　るための対応の方向性」（2022 年 6 月 17 日）／「感染症法
　　　改正」（2022 年 12 月 9 日成立，2024 年 4 月 1 日施行）

おわりに……………………………………………………………159
索　引　165

略語一覧

ALD: Affection Longue Durée
APMS: Alternative Provider Medical Service
ARRS: Additional Roles Reimbursement Scheme
ARS: Agence Regional de Santé
CCG: Clinical Commissioning Group
CNAM: Caisse Nationale d'Assurance Maladie
CPTS: Communautés Professionnelles Territoriales de Santé
CQC: Care Quality Commission
DES: Direct Enhanced Service
GMS: General Medical Service
ICB: Integrated Care Board
ICS: Integrated Care System
ICU: Intensive Care Unit
IIF: Investment and Impact Fund
IPA: Infirmière de Pratique Avancée
JCHO: Japan Community Healthcare Organization
GP: General Practitioner
LES: Local Enhanced Service
MRCGP: Membership of the Royal College of General Practitioners
MT: Médecin Traitant
NHO: National Hospital Organization
NHS: National Health Service
NHSE: National Health Service England
OECD: Organisation for Economic Co-operation and Development
PCG: Primary Care Groups
PCN: Primary Care Network
PCT: Primary Care Trust
PHM: Population Health Management
PMS: Personal Medical Service
PPE: Personal Protective Equipment
QOF: Quality and Outcomes Framework
RCGP: Royal College of General Practitioners

第1章　日本における"かかりつけ医機能制度整備"の議論

かかりつけ医機能／かかりつけ医がなぜ必要か

　本書を始めるにあたり，まずなぜ今かかりつけ医（機能）が求められているのかを整理したい．様々な論者が様々な要因を指摘しているが，一例として，ニッセイ基礎研究所主任研究員の三原岳氏は，「かかりつけ医に期待される医療とは本来，一般的に「プライマリ・ケア」と呼ばれ」るとした上で，「プライマリ・ケアの強化は医療制度改革でもっとも重視される必要がある」と述べている[3]．つまり，いわゆる「プライマリ・ケア」の担い手として「かかりつけ医」が必要であるという主張である．「プライマリ・ケア」の語義については後段で詳細に論じるが[4]，ここではひとまず，三原氏が氏の論考において引用する日本プライマリ・ケア連合学会の定義「国民のあらゆる健康上の問題，疾病に対し，総合的・継続的，そして全人的に対応する地域の保健医療福祉機能」に従うこととする[5]．そ

---

[3] 「かかりつけ医を巡る議論とは何だったのか（上）　年末に示された部会意見を読み解き，論点や方向性を考える」『基礎研レポート』ニッセイ基礎研究所，2023年2月13日．
https://www.nli-research.co.jp/files/topics/73878_ext_18_0.pdf?site=nli

[4] 第1章「「かかりつけ医」という用語」を参照のこと．

[5] 三原氏が引用した文言とは多少違うが，日本プライマリ・ケア連合学会のホームページには「国民のあらゆる健康上の問題，疾病に対し，総合的かつ継続的に，質の高い医療」という文言がある．本書においては，議論の簡素化のため，三原氏が

の上で，なぜ今このような総合的，継続的，全人的な機能が求められているのであろうか．その大きな要因は，人口の高齢化と医療の専門分化であろう．人口の高齢化によって，疾病そのものへのアプローチだけではなく疾病以前の段階からいかにして健康を維持すべきかが以前より重視されるようになった．そして疾病に対する，医学的なアプローチだけでなくその周辺の需要にも応える必要が顕在化した[6]．その一方で，医学は高度に発展しそれに合わせて医療もより専門分化した．しかし，医療の専門分化は人口の高齢化による需要の変化に必ずしも対応するものではなく，新しい課題への根本的な解決策を提供するものではない．2013年8月6日に発表された社会保障制度改革国民会議報告書は，これを「医療における質的な需給のミスマッチ」と表現している[7]．かかりつけ医は，このような時代の要請の中で，「治し，支える医療[7]」の実体を担う存在として大きな注目を集めるようになった．地域包括ケアシステム，医療・介護連携，在宅支援等の種々の枠組みもまたこのような時代の要請に応えるべくして講じられてきたものだが，かかりつけ医はいわばそれらの枠組みの中で，具体的機能の実体を担う実働部隊と位置づけられる．そして，地域包括ケアシステム及びその上位概念である地域共生社会の対象はさらに拡大しており，高齢者のみにとどまら

紹介した「保健医療福祉機能」を現在のホームページ上の記載である「医療」と読み替えて議論を進める．https://www.primarycare-japan.com/about.htm

6 『社会保障制度改革国民会議報告書』(脚注7)によれば，現在の日本の医療システムが構築された20世紀半ば過ぎの日本は平均寿命60歳の社会であったが，その後「日本が直面している急速な高齢化の進展は，疾病構造の変化を通じて，必要とされる医療の内容に変化をもたらしてきた．」と説明している．

7 『社会保障制度改革国民会議報告書 〜確かな社会保障を将来世代に伝えるための道筋〜』2013年8月6日　https://www5.cao.go.jp/keizai-shimon/kaigi/minutes/2013/0808/sankou_02.pdf

ず，子供，障がい者，精神疾患者，ひきこもりの問題を抱える人，さらには疾病予防・介護予防までを包含するものとなっている．[8] このような対象の広がりを反映して，日本におけるプライマリ・ケアの対象としても「病気だけでなく健康な人も，小児から高齢者まで」[9]が提案されるに至っている．

このように，かかりつけ医という存在は，地域共生社会という大きな枠組みの中での医療サービスという実体面から必要となったものである．しかし，制度論として「かかりつけ医」が語られるようになった背景には，機能上の意義とは別に，財政論としての文脈もある．先に紹介した社会保障制度改革国民会議報告書は，冒頭に「国民へのメッセージ」を掲げ，その中で医療等の社会保障給付の増大を指摘し，「社会保障制度自体の持続可能性も問われている」と述べた．[7] つまり，同報告書の重要なメッセージの1つは，財政負担増大による社会保障の持続可能性への懸念とその解決策としての"社会保障改革"であり，このような文脈を前提として，「緩やかなゲートキーパー機能を備えた「かかりつけ医」」が提案されている．

もっとも，ゲートキーパー機能を導入すれば社会保障の負担が下がるという直接的な根拠はこの報告書には書かれていない．反対に，「プライマリケアの拡充で医療費は抑制できない，むしろ増加する」との見解も出されており，[10,11] このようなエビデンスが一揃いした今日

---

8 『令和5年版厚生労働白書』第3章「「つながり・支え合い」のある地域共生社会の実現を目指して」https://www.mhlw.go.jp/wp/hakusyo/kousei/22/dl/1-03.pdf

9 日本プライマリ・ケア連合学会 https://www.primarycare-japan.com/about.htm

10 「プライマリケアの拡充で医療費は抑制できない，むしろ増加する」との見解もある．二木立「プライマリケアの拡充で医療費は抑制できない，むしろ増加する――過去20年間の実証研究の結論」『文化連情報』535：24-31.

11 今回の訪問調査でも，フランスの支払機関であるCNAMでのセッションで，か

的視点から見れば，ゲートキーパー機能は，社会保障制度改革国民会議報告書が釘を刺した「負担の増大の抑制」に対する解決策にはならないというべきだ．同報告書が，ゲートキーパー機能の導入を「必須」とまで書いたのは，おそらく「かかりつけ医」という存在が「給付の重点化・効率化[7]」を容易にすると考えられたからだろう．

　ここで立ち止まって考えなければならないのは，ゲートキーパー機能と給付の重点化・効率化が，どのようなロジックで結び付けられ得るのかである．「負担の増大の抑制」という目的の下でゲートキーパー機能を発揮させる制度とするのであれば，そこでいうゲートキーパー機能は，医療給付を絞り込む装置として想定されていることになる．そして，"効果的"にこの機能を発揮させるためには，患者たる国民がほぼ必ず特定のかかりつけ医を経由して医療にアクセスするという受診スキームを整備する必要がある．これをもっとも完全な形で実施するためには，国民にかかりつけ医の登録義務を課すこと（登録制）になる．その上で，「かかりつけ医」の認定を国の裁量で行うこと（認定制）とすれば，外来医療（の大部分）の給付者を限定することができる．そしてさらに，医療費自体を人頭払いや包括払いによって，かかりつけ医登録と連動させれば，その部分の医療費を実質的な予算制として，相当程度国がコントロールすることができる．もちろん登録制，認定制，人頭払い・包括払いといってもそれぞれのあり様には幅があり，その制度の実質的内容は連続的に変化する．しかし，少なくとも原理的には，給付の重点

かりつけ医制度は「医療費抑制に効果はない」と証言された．さらに，「日本でかかりつけ医制度が議論になっているが，世界中の発表されたデータや論文を読んでも確かにケアのクオリティは上がるが，費用は，むしろ上がるか中立かで，費用が抑制されたという研究はほぼない．」という日本側の指摘に対して，「おっしゃる通りだ．医療費適正化という2番目の目的は到達できていない．」と認めている．

化・効率化及びその目的である医療費抑制という文脈における「ゲートキーパー機能を備えたかかりつけ医」は，基本的に登録制と認定制を想定し，その上でさらに人頭払いや包括払いも視野に入れた制度であると言える．その意味で，「フリーアクセスを守るため」という目的と，「ゲートキーパー機能を備えたかかりつけ医」を制度として整備するという社会保障制度改革国民会議の提案する手段は，「負担の増大の抑制」（≒医療費抑制）という目的の下では，整合しない．[12]

　社会保障制度改革国民会議報告書によってかかりつけ医の普及・定着が提案されながら，法的な制度整備に10年もの時間を要したのは，「負担の増大の抑制」（≒医療費削減）の手段としてこの提案がなされたように見えたことが大きい．つまり，かかりつけ医の制度化が，フリーアクセスを犠牲にし，医療給付の間口を絞り込み，医療給付そのものを削減するという意味を多少なりとも持ってしまった．言い換えれば，かかりつけ医の普及・定着において財政論と実体論が混同されて議論が進められようとしたことが，制度整備を難しくした．しかし，この問題は，後段に詳述するように，2022年11月の財政制度等審議会（財政審）の建議から「かかりつけ医」の議論が消え，財政論としての意義が排除されたことで一応の決着をみた．すなわち，ようやくかかりつけ医の実体論を正面から制度論として議論する環境が整ったのである．

12　このようなフリーアクセスとかかりつけ医を二律背反とする議論を，前出の三原氏は「神学論争」（脚注3）と揶揄しているが，登録制を含むかどうかは決定的な差であり，登録制のあるかかりつけ医制度とフリーアクセスはたしかに整合するものではない．

確かに，かかりつけ医機能の議論は，医療の"効率化"の議論という側面がある．時代によって変わるニーズ[13]に適した医療提供のあり方を考えることは，"効率化"を考えることと同じと言っていい．限られたリソースで多大なサービスを提供する覚悟を持つ以上，それを財政論として語ろうが，サービスの質の問題（実体論）として語ろうが，実は多面体としての同じ問題を見ているとも言える．しかし，財政論が先行する議論には落とし穴がある．それは，何のためにそのサービスを公的な給付としたのかという根本的な意義が軽視されがちになることだ．重要なのは予算の枠内に収めることではなく，必要性の高いサービスの優先順位が守られていることだ．そうすると，まずは実体論が先に来る形で議論を進めなければならない．

しかし，かかりつけ医に関する一連の制度整備の遅れを，日本医師会をはじめとする医療者側の抵抗によるものとする主張がしつこくなされているのも事実である[14,15,16]．このような主張は，日本医師会が，あたかも「かかりつけ医」そのものに反対してきたとの印象さえ抱かせる．しかし，日本医師会が反対してきたのは，登録制を軸とする「かかりつけ医制度」であって「かかりつけ医」そのものではない．日本医師会の対かかりつけ医制度反対論の本質は，フリーアク

---

13 「顕在化している需要が患者の医療ニーズと必ずしも一致しない」権丈善一「医療政策で「需要」と「ニーズ」を使い分ける理由 知っておいたほうがいい「医師誘発需要仮説」」『東洋経済オンライン』https://toyokeizai.net/articles/-/431585

14 杉谷剛，中沢誠，奥村圭吾「医療の値段 還流する票とカネ（6）押し戻された改革 医療難民の不安，払拭されず」東京新聞朝刊 2023年7月23日．https://www.tokyo-np.co.jp/article/264780

15 「「かかりつけ医の制度化」反対は誰のための反対か」ヘルスケア・マネジメント．com 2022年6月9日．https://healthcare-mgt.com/article/20220609_web/

16 編集委員 大林尚，「「家庭医」を禁句にするな」日本経済新聞 2023年1月9日．

セスの堅持とこれによる医療給付の担保にある．そして，「かかりつけ医」の普及・定着の議論において，財政論と実体論が混同されたままでは，医療給付を削減するための手段という側面が先行することになりかねず，フリーアクセスと医療給付が害されることになる．それどころか，このような混同を放置したまま制度整備を進めることは，"そもそもどのようなサービスを実現するためにかかりつけ医が必要とされているのか"という実体的意義を却って損なうことにもなり本末転倒である．

　このことは，前出の社会保障制度改革国民会議報告書に相前後して日本医師会・四病院団体協議会合同提言[17]が発表され，その中で「医療介護に対するニーズの急激な増大」，「病院の連携」，「介護，地域サービスとの連携」，「高齢者の日常生活の不具合も含む早期発見，早期治療（対応）」，「長期にわたる慢性期かつ複数疾患の医学的管理」，「国民の疾病予防や健康管理を支える役割」等々の実体論に徹して「かかりつけ医」の必要性が論じられていることからもわかる．さらに同提言は，「「かかりつけ医」の役割，機能はますます重要になる．」とした上で，「医療法をはじめとする制度的枠組みの整備……を強く求めたい．」と実体論に基づいたかかりつけ医機能の制度整備をも求めている．

　これ以降も日本医師会は，2016年には日医かかりつけ医機能研修制度[18]を開始し，かかりつけ医機能の実体を担う医師の研修を，その間口を絞るのではない方法で取り組んできた．また，2022年11月2日には「地域における面としてのかかりつけ医機能〜かかりつ

---

[17] 「医療提供体制のあり方」日本医師会・四病院団体協議会合同提言，2013年8月8日．https://www.med.or.jp/dl-med/teireikaiken/20130808.pdf

[18] https://www.med.or.jp/doctor/kakari/

け医機能が発揮される制度整備に向けて〜（第1報告）」を発表し，前出の2013年の日本医師会・四病院団体協議会合同提言以降の「一貫して「かかりつけ医の普及」に取り組んできた」歩みを紹介しつつ，「医師（医師会・医療界）自身が変わっていかなければならないことがあるのであれば積極的に受け止め，国民・患者が相談しやすい環境整備に向けて真摯に取り組み，改革を進めていく．」と宣言している．

　すなわち，日本医師会は，「かかりつけ医がなぜ必要か」という根源的な問いについて，あくまで実体論に立脚するという立場を堅持した上で，一貫して「かかりつけ医の普及」に取り組み，病院団体とも歩みを揃えた上でかかりつけ医機能の制度整備を求めてきた．

かかりつけ医制度化論の特徴

　このような経緯の下，2023年5月に医療法改正が行われた．これにより，改正法が施行される2025年4月1日から医療法の中に「かかりつけ医機能」が規定されることとなった[20]．改正法は，かかりつけ医機能を「身近な地域における日常的な診療，疾病の予防のための措置その他の医療の提供を行う機能」と定義して[21]，医療計画に定めるべき事項として新たに「かかりつけ医機能の確保に関する事項[22]」を加えた．また，医療機関はかかりつけ医機能について都道府県知事に報告し[23]，都道府県知事はこれを確認し[24]公表する[25]こともあ

19　https://www.med.or.jp/dl-med/teireikaiken/20221102_12s.pdf
20　https://www.sangiin.go.jp/japanese/joho1/kousei/gian/211/pdf/s0802110162110.pdf
21　改正医療法6条の3第1項，2025年4月1日施行．
22　同法30条の4第2項第10号の2，2025年4月1日施行．

わせて定められた．

　これに対して，法案審議の中では「かかりつけ医の登録制や質を担保するための認定制の導入」が「先送り」となっているとして，このままでは「国民のための社会保障は実現でき」ないとの反対意見が出された．また，参議院厚生労働委員会（2023年4月27日）での参考人意見陳述においても「患者が特定の医師を登録医に指名すると，その医師が健康管理やコロナのワクチン接種，発熱対応もしてくれる．ケアの責任体制が明確となる．」として登録制の利点を主張した上で，登録制と「フリーアクセスを維持することはトレードオフにある」としつつ「トレードオフに次はチャレンジしてほしい」と，今後の登録制導入に期待する意見が出された．このように，今回の法改正に対しては，かかりつけ医の登録制や認定制が行われなかった点を不十分として，今後の到達目標とする主張がある．

　たしかに制度の性質及び法改正の一般的なハードルの高さを考えれば，かかりつけ医機能の制度整備に関して「一定の整理がされた」とはいえる．しかし，上記のような不満論が根強いことも事実であり，今後も議論が続いていくと考えられる．むしろ，改正法に

23　同法30条の18の4第1項，2024年4月1日施行．
24　同条2項，2024年4月1日施行．
25　同条3項，2024年4月1日施行．
26　https://kokkai.ndl.go.jp/#/detail?minId=121115254X02120230512&current=1
27　三原岳「レコーダ　健保法等改正法案を審議　参院厚労委が参考人意見陳述　かかりつけ医機能などで見解」『社会保障旬報』2891: 21．
28　2023年2月22日付日本経済新聞（大林尚編集委員）の記事（「頼れるかかりつけ医どこに？　橋渡し役は健康保険組合」）で「何のために法に定めるのか，骨が抜かれるさまをみていると改めて疑問が湧く．」とした上で，「かかりつけ医機能の制度化は，その理想にいたるまでの一里塚と捉えるべき．」との主張がなされた．
29　松本吉郎日本医師会会長　第154回定例代議員会（2023年6月25日）の所信表明．

よって一応の定義を得たかかりつけ医機能をどのように実装していくのか，またそれをどのような形で制度的に保障していくのかはこれからの課題である．医療提供者だけでなく医療受給者（すなわち国民）も含めて，「かかりつけ医が提供すべきサービスとは何か」というかかりつけ医の実体論に即した議論をさらに本格化させなければならない．

　そのような中で，今回の法改正を不十分とする，いわゆる不満論には大きく2つの特徴がある．1つは，海外のかかりつけ医制度，とりわけ欧州諸国の制度をモデルとすることである．もう1つは，コロナ禍で散見された診療拒否と（拒否しなかった医療機関での）医療ひっ迫に対する解決策としてかかりつけ医制度を論じるものだ．

　たとえば，前者について日本総研のレポート[30]では，「プライマリ・ケアは，多くの国で，家庭医と呼ばれる幅広い健康問題に対処できる医師により多職種連携のもと提供されている．」とした上で，それらの国では「患者は疾患の種類を問わず，まず事前に登録した家庭医を受診」するという登録制に言及している．そして，「わが国では登録制が採られていない……結果，医師が患者の全体像を把握しにくいなどの弊害をもたらしている」という問題点を指摘し，その解決策として，「プライマリ・ケアの先進国として広く知られ

---

[30] 成瀬道紀「プライマリ・ケアにおけるデータ整備・活用に向けて家庭医登録制の導入と一体で推進を」『JRIレビュー』8 (103) (https://www.jri.co.jp/page.jsp?id=103550).
　この論考は，登録制がないことの帰結として，医療情報の共有基盤の構築が進まないという点をとくに指摘している．しかし，登録制は医療情報の共有基盤の必要条件でも十分条件でもない．そのことは，フランスでのメゾン・ド・サンテ（グループ診療所）及びCNAM（支払基金）のヒアリングでも，登録制のあるフランスにおいて法的に共通電子診療録システムの記入義務を課しても一般診療の現場ではほとんど使われていないと証言されていることから明らかだ．

（る）……イギリスの事例を踏まえると……すべての国民が家庭医を登録する家庭医登録制の導入……に取り組むことが有効と考えられる」と主張している．

また，後者について，日本プライマリ・ケア連合学会の草場鉄舟理事長は，「新型コロナウイルス感染症によるパンデミックはわが国の医療が抱える課題をあぶり出し……フリーアクセスという枠組みは……危機の際には必ずしも機能しないことが明らかになった．」として，コロナによって日本の医療提供体制の問題点が明らかになったと指摘した[31]．さらに同氏は，「（第1波において）せきや咽頭痛，発熱などの症状を訴える患者の診療をプライマリ・ケアが担う必要が出てきた．しかし，この時，そうした症状を訴える患者の診療を断る医療機関も少なくなかった．……第3波が終わるまでのフェーズでは，重症・中等症患者の入院診療という専門的な医療が必要な段階を除き，<u>その前後の患者ケアでプライマリ・ケアが貢献できるチャンスはあったが，そのほとんどでわが国のプライマリ・ケアは十分に機能を発揮したとはいえなかった．</u>」（下線は筆者）と日本におけるプライマリ・ケア[32]によるコロナ対応の不足を率直に指摘している．この指摘は，コロナという医療需要に対するレスポンスの悪さやその反対形相としての医療ひっ迫という問題の本質を，「医療一般」という焦点のぼやけたレンズで捉えるのではなく，敢えて「プライマリ・ケアの問題」としてクリアに切り出している点で重要である．その上で，氏は「プライマリ・ケアを制度化することにより，すべての国民は平時でも有事でも必要な医療を確実に受ける

31　草場鉄舟「大局大説　コロナ後の日本のプライマリ・ケアの再構築のために」『健康保険』76（10）:12-19．
32　プライマリ・ケア等の用語については後述を参照．

ことができる」と力強く解決策を提案している．

　さらに，財界人や研究者をメンバーとする令和国民会議（令和臨調）が2023年4月25日に発表した社会保障制度改革提言「だれもが自己実現を目指せる日本をつくるために社会保障制度の再設計を」は，かかりつけ医機能について，「コロナ禍では「診て欲しい時に安心して相談できない」状況から，社会活動の混乱につなが」（下線は原文）ったとコロナに対する医療提供の問題点を同様に指摘した上で，「私たちに必要なのは，<u>長期間の継続的な疾病予防と健康管理（……ライフコース全般にわたるサービス）を責任をもって担う「かかりつけ医機能」</u>」（下線は原文）だとして，「住民はその機能を発揮する医療者のグループ（多職種保健チーム）を，選択し登録することで，医療者との信頼関係を構築」するとして登録制の導入を求めた．[33]

　そもそも，このようなコロナと関連づけたかかりつけ医制度化論は財務当局からなされていたものでもある．2021年12月3日に出された財政制度等審議会（財政審）の「令和4年度予算の編成等に関する建議」[34]において，「我が国医療保険制度の金看板とされてきたフリーアクセスは，肝心な時に十分に機能しなかった」とコロナへのレスポンスの不足を指摘した上で，「フリーアクセスと出来高払いに過度に依存した診療報酬体系を温存すれば」，患者にも医療

33　令和国民会議（令和臨調）社会保障制度改革提言「だれもが自己実現を目指せる日本をつくるために社会保障制度の再設計を」2023年4月25日．（https://www.reiwarincho.jp/news/2023/pdf/20230425_001_01.pdf?v=230602）

34　財政制度等審議会「令和4年度予算の編成等に関する建議」2021年12月3日．（https://www.mof.go.jp/about_mof/councils/fiscal_system_council/sub-of_fiscal_system/report/zaiseia20211203/01.pdf）

者にも「不利益となる」として,「かかりつけ医機能の要件を法制上明確にしたうえで,これらの機能を備えた医療機関をかかりつけ医として認定するなどの制度を設けること,こうしたかかりつけ医に対して利用希望の者による事前登録・医療情報登録を促す仕組みを導入していくことを段階を踏んで検討していくべきである」と述べていた.そして,その半年後に発表された財政審の建議「歴史の転換点における財政運営」(2022年5月25日)[35]では,さらに踏み込んで「かかりつけ医機能が発揮される制度整備」として「かかりつけ医機能の要件」の法制化,「認定するなどの制度」,「利用希望の者による事前登録・医療情報登録を促す仕組み」を具体的に提案するに至っていた.もっとも,その年の経済財政運営と改革の基本方針(いわゆる骨太の方針.2022年6月7日)では,「かかりつけ医機能が発揮される制度整備を行う」[36]という抽象的表現に収まり,2022年11月29日の財政審の建議では「かかりつけ医の制度化」の提案自体が消えた.翌年の骨太の方針(2023年6月16日)でも「かかりつけ医機能が発揮される制度整備の実効性を伴う着実な推進」[37]とほぼ同様の表現となっていた.これについて,二木立・日本福祉大学名誉教授(元学長)は,2022年12月に公表される予定となって

---

35 財政制度等審議会「歴史の転換点における財政運営」2022年5月25日.(https://www.mof.go.jp/about_mof/councils/fiscal_system_council/sub-of_fiscal_system/report/zaiseia20220525/01.pdf)

36 経済財政運営と改革の基本方針2022「新しい資本主義へ〜課題解決を成長のエンジンに変え,持続可能な経済を実現〜」閣議決定2022年6月7日(https://www5.cao.go.jp/keizai-shimon/kaigi/cabinet/honebuto/2022/2022_basicpolicies_ja.pdf)

37 経済財政運営と改革の基本方針2023「加速する新しい資本主義〜未来への投資の拡大と構造的賃上げの実現〜」閣議決定2023年6月16日(https://www5.cao.go.jp/keizai-shimon/kaigi/cabinet/honebuto/2023/2023_basicpolicies_ja.pdf)

いた全世代対応型社会保障実現会議報告書ならびに本書冒頭に述べた医療法改正において,「かかりつけ医の制度化」が見送られることが（2022年夏ごろには）確実となっていたためと解説している[38].

さらに，二木教授は「財務省が今後は「かかりつけ医の制度化」を求めない」とも解説しているが，ほんとうにこの解説通りとなるか否かは分からない．しかし，コロナに対する医療提供に改善の余地があったことは事実であり，問題の所在を丁寧に特定したうえで，改善点を探る努力自体は今後も続けられることになるのは言うまでもない．かかりつけ医という存在の必要性について，財政的論点を後景に置くとしても，実体的課題はなお残っているからである．

かかりつけ医制度とは

ここで，本書での議論の便宜のために，「かかりつけ医制度」という言葉の意味を整理しておきたい．本書において,「かかりつけ医制度」あるいは「かかりつけ医の制度化」という場合には，原則としてかかりつけ医（又はかかりつけ医療機関）の登録制，認定制，人頭払い・包括払いの3つのうちの一部または全部のことを指す．「かかりつけ医機能をシステムとして提供するために講じられる何らかの施策」という抽象的な意味での「制度」ではない．そして，この3つの要素には序列性があり，登録制が「かかりつけ医制度」のもっともコアな要素となる．そもそも登録制のない人頭払いは観念できない．また，登録制のない認定制は診療資格の問題か，診療報酬請求要件の問題か，もしくは単なる標榜の問題にとどまり，直

38　二木立「財務省が今後は「かかりつけ医の制度化」を求めないと私が判断するのはなぜか？」『日本医事新報』5180: 54-55.

接には「かかりつけ医制度」の問題ではない．

　もっとも，この3つの要素のそれぞれのあり方には幅があり，「かかりつけ医制度ではない」今回の法改正との境界は必ずしも明確とならないこと（かかりつけ医制度の相対化）も想定される．具体的には，登録制における登録義務（やその不履行）の効果をどのように設定するかという点で政策的幅がありうる．また，認定制における認定の主体は国自身のこともあればそれに準じる第三者であることも考えられ，認定行為の処分性の有無や，医師単位の認定なのか医療機関ごとの認定なのかによっても現行制度との近似性が変わる．そして，人頭払い・包括払いにおいても，その診療報酬上の比重や要件の如何によってその実態はかなり違ったものになる．たとえば，現状において地域包括診療料・加算が2014年度改定で点数化されているところ，その要件として担当医の選定と共に，他の医療機関の受診状況の把握や健康管理そのものが求められており，特

39　日本医師会の松本吉郎会長は，2023年3月26日の第153回臨時代議員会において，改正法案（当時）について「人頭払い，登録制，認定」は含まれず，「あくまで「かかりつけ医機能が発揮される制度整備」であり「かかりつけ医制度」にはなっていない」と述べた．

40　2023年2月22日付日本経済新聞（大林尚編集委員）の記事（「頼れるかかりつけ医どこに？　橋渡し役は健康保険組合」）の中で「かかりつけ医としての要件を満たすかどうかの確認が「行政行為」にあたるという同省（厚生労働省，筆者）の解釈に族議員らが待ったをかけた．……審議は持ち越しになり，翌日に開いた仕切り直しの場で厚労省は一転，都道府県の確認は行政行為ではないと大書した「証文」を出す羽目になった．」との経緯が紹介されている．

41　国立国会図書館のレポートによれば，人頭払い（包括払い）と出来高払いの割合は，イギリスがそれぞれ69.8%と14.4%であり，フランスが7.3%と73.8%となっており（『調査と情報—ISSUE BRIEF—』1209（2022.12.8）「かかりつけ医」をめぐる議論」），いずれに軸足を置くかは，登録制及び包括払い制度を有する国においてもかなり分かれる．この点については，イギリスのコン医師のセッション及びフランスのCNAMのセッションにも同趣旨の証言ある．

定の担当医の下での包括払いの要素が含まれる．しかし，算定の契機はあくまで一定の疾患（高血圧，高脂血症，糖尿病，慢性心不全，慢性腎不全，認知症のうち2つ以上）を有する患者の受診である．そのため，現行の地域包括診療料・加算は，患者の受診を診療報酬の算定契機としない人頭払いとは本質的に異なる．その一方で，仮にこの要件がさらに拡充され，より多くの（あるいはほとんどすべての）受診者に算定できるようなものになれば，人頭払い・包括払いの実質により近づくことになる．このように，どこまでを「かかりつけ医制度」とするかは個別に議論を要することもあり得るが，総じて「かかりつけ医制度」と言った場合に，その具体的内容を登録制，認定制，人頭払い・包括払いとすることについては，かかりつけ医制度の推進論，反対論の双方の立場において異論のないところであろう．

「かかりつけ医」という用語

　また，今後の議論のために，「かかりつけ医」という用語についても整理しておく．今回の欧州の訪問調査の方法は，文献のみの検討にとどまらず，イギリス，ドイツ，フランスの現地を訪れて「かかりつけ医」類似の概念及び制度を特定し，それが指す状況を視察し，それが意味するシステムなり状況の中に実際に身を置く現地の関係者らと徹底的に議論を尽くすことであった．この方法論の下では，「かかりつけ医」を鍵概念に，「違っているが，同様の」あるいは「同じようで，違っている」制度や役割を取り上げ，その共通点と相違点を明らかにすることが，議論の土台として不可欠である．

　そもそも，日本語だけをとっても，かかりつけ医という言葉の他

に総合医，一般医，家庭医，総合診療医等の類語が存在し（あるいは存在し得），これにプライマリ・ケア等の日本語化した外来語も加わり，用語が混乱している[42,43]．これらの言葉は，多少の意味の重複を持ちながらも，これまでに積み上げられた政策論の中で文脈特異的な意義を有するに至っていることを否定できず，用語の選択そのものが[44]（時に論者自身の意図を超えて）特定の立場を代表することにもなりかねない．さらに繰り返し述べているように，かかりつけ医制度の推進論は他国の制度をモデルとして展開されることが多い．そのため，その際の訳語の選択によって論じるべき内容にズレが生じ，その内容が正確に特定しづらくなるおそれがある．本書においては，かかりつけ医，総合医，一般医，家庭医，総合診療（医），プライマリ・ケア（医）という日本語に加えて，GP（general practitioner），primary care，Hausarzt，Allgemeinmediziner，MT（médecin traitant），médecin généraliste/general（e）等の現地語について以下のように整理することとする．

42　このような用語の混乱は厚生労働省の資料（https://www.mhlw.go.jp/shingi/2007/06/dl/s0621-6c_0006.pdf）でさえみられる．

43　2012年に公表された「専門医の在り方に関する検討会 中間まとめ」（2012年8月31日　https://www.mhlw.go.jp/stf/shingi/2r9852000002jbsf-att/2r9852000002jbtw.pdf）では，「総合的な診療能力を有する医師の名称については，「総合医」，「総合診療医」，「一般医」，「プライマリ・ケア医」，「家庭医」などの定義を明確にした上で，国民にとって分かりやすい名称，たとえば「総合医」に統一して整理することについて」は，「引き続き議論が必要」とされていた．

44　一戸和成らは「「かかりつけ医」に関する総合的提案」（『社会保険旬報』2898）において2014年度診療報酬改定における地域包括診療料・加算導入時の議論を紹介する中で，「かかりつけ医の定義やかかりつけ医機能の内容が示された時期でもあり，敢えて言葉の定義を巡る「神学論争」の土俵から離れるため「主治医機能」と称して議論が重ねられた」というエピソードを紹介している．

まず重要なのは，これらの用語を2つの階層に分けることだ．すなわち，

カテゴリー①　その医師が担う医療，提供するサービスの内容や医師としての性質を表す用語
カテゴリー②　法的，行政的，予算的意味，つまり制度としての用語

である（表1）．これを出発点とすると，「プライマリ・ケア」は，「病気だけでなく健康な人も，小児から高齢者までその人をずっと診る」[45]領域であり，カテゴリー①のサービスの性質論としては（日本では）もっとも包括的な概念であろうと思われる．もっとも，その広さは国によっても異なる．プライマリ・ケアという外来語の原語であると思われるprimary careは，少なくともイギリスにおいてはさらに広い射程を持った言葉である．ロンドンで40年に亘ってGP診療所での診療に従事し，地域の医療行政にも長年関わってきたというコン医師[46]によれば，primary careの中には，general practice（GP診療）及びcommunity service（コミュニティサービス）という医療サービスに加えてdental practice（歯科）/opticare（視力矯正）とpharmacy（薬局）が含まれる[47]．コミュニティサービスは急性期を脱した（あるいは急性期に至る手前の）入院患者の受け

45　日本プライマリ・ケア連合学会（https://www.primarycare-japan.com/about.htm）
46　コン医師はイギリスの制度が，PCG, PCT, CCG, ICBと移り替わる中で，PCG, PCT, CCGのchairを務め，訪問調査時（2023年6月）でもICBのboard memberを務めていた．
47　コン医師のセッションでの証言に基づく．

表1　本書における用語・訳語の整理

	カテゴリー①	カテゴリー②
意義	サービス・医療の性質・役割，医師の心構え，存在	法的，制度的，予算的，制度
イギリス	primary care family doctor	GP（general practitioner）
ドイツ	Allgemeinmediziner Hausarzt（文脈に応じて）	Hausarzt
フランス	médecin généraliste médecin general（e）	MT（médecin traitant）
訳語	総合医	かかりつけ医

皿のような機能を持ち[48]，GPと急性期病院それぞれが担う医療の中間的な医療需要に対する担い手である．ナフィールド・トラスト（Nuffield Trust）でのヒアリングで，400床から700床規模の病院が「小さな病院」（small hospital）と表現されていたが[49]，コミュニティサービスの提供者は日本の中小病院あるいは地域包括ケア病棟のようなイメージでとらえることができよう．注意が必要なのは，このコミュニティサービスの担い手がGPではなくNHSトラスト（≒病院）であるという点だ[50]．予算配分上もコミュニティサービスはGPとは別の枠組みである[51]．コン医師によれば，このように，primary careの中には，そのサービスの担い手がGPでないもの

48　米澤ルミ子氏のセッションでは，脳卒中やリハビリも含むとしている．

49　NHS Englandの公表データ（https://www.england.nhs.uk/statistics/statistical-work-areas/bed-availability-and-occupancy/bed-data-overnight/）によれば，傘下の単科のtrustを除くacute trustの病床数の中央値は715床であり，下位25パーセンタイルでも479床である．

50　community serviceの担い手がGPではないことについては，コン医師及び米澤ルミ子氏のセッションでの証言に基づく．

51　予算がGPとは別枠であることについてはRCGPのセッションでの証言に基づく．

が含まれる．また，制度としての GP が担うとされる役割自体の幅広さも特筆すべきだろう．その1つが，population health である．本書では，ひとまず国民保健という訳語をあてるが，コン医師の説明によれば public health すなわち公衆衛生と同義と考えていいとのことであった．確かに国民保健は，王立 GP 協会（RCGP：Royal College of General Practitioners）が管理している GP の資格である MRCGP（Membership of the Royal College of General Practitioners）の試験課題にもなっている．この試験課題を示したカリキュラム項目ガイド（The Curriculum Topic Guides）によれば，その内容は端的に promoting health and preventing disease とされて

---

52 2019年1月7日に NHS が発表した NHS の改革指針を示した Long Term Plan（https://www.longtermplan.nhs.uk/online-version/）の第1章の1つ目の目標には，"We will boost 'out-of-hospital' care, and finally dissolve the historic divide between primary and community health services."（我々は「病院外の医療」を強化し，従来の primary と community の health service の断絶を解消する．）が掲げられている．つまり，従来は primary care と community service はそれぞれ異なる内容のサービスであると認識されていたといえる．その上で，近時の動きとしてそれを統合しようとしていることが分かる．しかも，この Long Term Plan の本文においては，primary care を general practice と言い換えている箇所もあり，ここでの primary care は実質的に general practice と同義で使われている．コン医師が「最近は community service も primary care というようになっている」と説明したのは，近時の統合による上位概念として primary care を新たに想定するに至ったということだと考えられる．そのため，community service を 'out-of-hospital' care という一連の機能の中で primary care に包含されると見るか別物と見るかは，従前の分類を前提とするか新しい分類があるとみなすかの違いに過ぎないといえる．

53 コン医師のセッションでは general practice という言葉の他に family medicine という言葉も使われた．また，Hetherington Group Practice のモール医師のセッションでは，GP を医師の性質として表現する場合には，一貫して family doctor という言葉を用いていた．

54 https://www.rcgp.org.uk/getmedia/4deb231d-9303-463e-b982-532e43bf92ca/Population-Health-2021-Final.pdf

おり，健康増進と予防であることが分かる．そして，この国民保健に対しては，後述する投資インパクト基金（IIF：Investment and Impact Fund）という形で予算措置もされている．さらに，ボグダン医師のセッションでは，診療予約の 20% が完全に社会的な理由（pure social reasons）によるものであるとして，GP が非医療的な要求に対応せざるを得ない現実も紹介された．これらの社会的理由の中には，住宅，雇用に加えて孤独や居場所に関する問題までも含まれる．[55] このようにイギリスの primary care は，general practice そのものの射程の広さに加えて，歯科／眼科やコミュニティサービスというそもそも GP が担い手とならないサービスまでをも含む極めて広い概念であると言える．これに対して，日本で言うプライマリ・ケアはここまでの広範な役割を想定したものとは考えられていない．つまり，プライマリ・ケアは primary care とイコールではないのである．

　primary care や，日本で言うプライマリ・ケアや，general practice や，日本で言う総合診療という用語は，すべてそのサービスの内容に着目した性質論（カテゴリー①）の用語である．かつて，「日本の医師は血液検査，画像検査その他の検査に依存し過ぎだ．」という反省の中で，病歴聴取と身体所見に基づく臨床推論の価値を見直そうという立場から総合診療という概念が盛んに喧伝された時代があった．筆者が医学部の学生や研修医であった 2000 年代には総合診療への注目度が高かったように記憶している．2004 年に始まった臨床初期研修必修化の中で，いわゆるスーパーローテート方式が採用されたのもこのような潮流に影響を受けたものと考えられ

55　https://socialprescribingacademy.org.uk/media/4lbdy5ip/social-prescribing-around-the-world.pdf

る.[56,57]しかし,この時期の「総合診療」における「総合」は,せいぜい「特定の臓器に限定されない」というほどの意味であり,[58]病歴聴取・身体所見からの臨床推論というかなり狭い技術的側面が強調されることが多かった.そのため,日本における総合診療の浸透は,既存の診療科との差別化の中で,それが担おうとする医師の役割・性質を狭い範囲について概念形成するものであったといえる.

これとは逆に,「医師の職務は目の前の患者の病気を診るだけにとどまらない.医師はもっと患者の社会的背景を踏まえて診療にあたり,場合によってはその背景そのものにもアプローチするべきである.」として医師の役割をより広く解釈しようする考え方もある.これはいわば「かつてそうであった町医者の姿」がモデルとなっていると考えられる.地域コミュニティが強固で,個人のアイデンティティが今よりもはるかに重層的であった時代には,地域の開業医や学校の教師や交番の警察官や,場合によってはお寺の住職等は,単に医療,教育,治安維持(を中心とする行政警察活動),祭祀等のサービスの提供者にとどまらない存在であったと考えられる.もちろん,地域に根を張る町の開業医は今でも存在するし,その活動の中では,患者の家族構成や地域での役割について熟知したうえで平時からコミュニティと深く結びついて診療に当たり幅広く患者の生活をサポートしている医療者がいる.[59,60,61]このような強固なコミュニテ

---

56 https://www.mhlw.go.jp/topics/bukyoku/isei/rinsyo/hensen/
57 北村聖「特集 医学教育 Up To Date 臨床研修必修化制度発足から10年を経て」『日本内科学会雑誌』104(12): 2533-2538.(https://www.jstage.jst.go.jp/article/naika/104/12/104_2533/_pdf)
58 生坂政臣「総合診療の専門性」『千葉医学』79: 187-193.
59 「地域でのふれあいから──20年をふりかえって」『医療法人社団つくし会新田クリニック開業20周年記念誌』2010年.
60 吉本直志郎,ごとうゆき『命のほころび治します 河郷診療所開業40周年記念』

ィを前提とした共助的空間の中で医療者がその一翼を担っていた（いる）非医療的な役割は，後述するように，ボグダン医師のセッションで紹介されたイギリスにおける公助から共助への橋渡し的なsocial prescribing[62]に通じるものである．日本のかつての開業医が，公助的スキームではなく共助的スキームの中で，social prescribingと似たサービスを提供していたということについては，今となってはその程度を定量化することは難しい．そのため，年長者の記憶や文献・映像からそれを推し量るしかない．しかし，隣人の名前も家族構成も知らないまま生活することが稀ではなくなった現代社会において[63]，個人がコミュニティによって幾重にも包摂されているという共助的スキームの前提は多くの地域で崩れているというべきであろう．そうすると，「かつてあった町医者の姿」（これが真実であったか否かはさておき）は，医師の心構えの問題としてはともかく，制度としての公的な役割としてあまねくこれを求めることはかなり難しくなったと思われる[64]．その意味で，我々はプライマリ・ケア医その他の医師を表す用語の理解においても，医療提供者として

くるとん，2023年．
61　NHKスペシャル『この島で，最期まで〜礼文島・父子でつなぐ医療〜』（2022年8月27日放送）．
62　social prescribingを「社会的処方」と訳すことが根づきつつあるが，その実質は「処方」という医療の用語で切り取るべきものではなく，あえて「社会的処方」という，訳語を無理にあてる必要はない．
63　不動産総合情報サービス会社が2012年に行った調査では，アパート・マンションで一人暮らしをする10代・20代の独身男女の80.8%が「隣に住んでいる人の名前を知らない」と回答している．https://athome-inc.jp/wp-content/themes/news/pdf/hajimete-hitorigurashi-201205/hajimete-hitorigurashi-201205.pdf
64　「かつての町医者の姿」を可能ならしめていた自生的前提である重層的地域コミュニティがなくなったとして，地域包括ケアシステム等の諸制度がそれを制度的に代替しうるのではないか，という論点は重要である．

の心構えを含めた性質論（カテゴリー①）としてその言葉を用いるのか，それとも公的・制度的な意味（カテゴリー②）なのかをひとまず峻別する必要がある．

　もっとも，筆者の知る"今でも地域に根を張る町の開業医"の一人[65]は，「非医療的役割は意識するものでなく必然として求められてくる」という．さらに「それは医師の役割でもあり，診療所の看護師との役割分担によって実現するものでもある．しかもそれは，救急医療を妨げるものではない．救急時にはむしろ，同居する家族，近隣の住人も含めて誰が対応するのか，医療的でない要素を含めて分担する必要がある．」ともいう．これは，その医師にとっての"町医者としての日常"が，それだけ地域の中に溶け込んでいるからこその言葉である．"町医者の姿"というと，ややもすると「緊急．即，急性期病院に！」となりがちだが，上記のような"町医者"にかかれば，ほとんどの「緊急」がその場で対処されることになる．そうすると，それはもはや「緊急」ですらなくなる．言い換えれば，地域医療における「緊急」とは，患者の状態という客観的・医学的「事実」のみによって決まるものではなく，それに対処する医師の能力に応じた"町医者の日常"との相対的な「関係」のことをいう．そうすると，「30年以上，在宅患者だけでなく，外来患者も24時間電話対応可能な体制をとってきた．」と自負する上記のような"今でも地域に根を張る町の開業医"にとって，「コロナであろうとあまり変わりはない」ということが，当然のように帰結されることになる．

　しかし，これをあまねく"町医者としての日常"であるという当

65　新田國夫医師．東京都国立市で30年以上に亘ってクリニックを開業する開業医にして，日本在宅ケアアライアンスの理事長．今回の欧州訪問調査にも参加．

然の前提にして，これからのかかりつけ医論を始めるわけにはいかない．かかりつけ医論は，極論すれば，「かかりつけ医の実態をどのようなものとして想定するのか」という議論に集約される．それぞれの論者が，それぞれの"あるべき姿"を論じることになるが，それだけでは実効性のある議論にならない．そこでは，最低限の役割とは何か，と，今後の発展に委ねるべきイメージ，という2つの結論を得る必要がある[66]．それは，これからのかかりつけ医論が，「ないものをつくる」，あるいは，「失われたものを取り戻す」（それが可能なのは，"今でも地域に根を張る町の開業医"が，"町医者としての日常"を，"失われないように"してきたからだが）という作業だからである．その意味で，"今でも地域に根を張る町の開業医"の「そんなことは言うまでもないことで，我々の日常だ」というつぶやきやシニシズムを，敢えていったん脇に置く必要がある．それは，実践に裏打ちされた"必然"や"自明"や"無意識"や"当たり前"であり，"日常"でもあるのだが，その"日常"の射程が共有されていないことが今日のかかりつけ医論の出発点だからである．そして，そのためには，役割・実態についての言葉と，制度という人為に対する言葉を意識的に分けなければならない[67]．

---

66 たとえば，「かかりつけ医機能」，「"強化された"かかりつけ医機能」，「"さらに強化された"かかりつけ医機能」という3分案のような提案がある（松戸市医師会川越正平会長）．

67 担うべき実態としてのかかりつけ医像を捉え，そのイメージを共有していく取組は，医療関係者間は言うに及ばず，社会保障関係の議論の中等でも，様々な主体によってなされている．しかし，そこでもっとも重要でありながら不足しがちなのは，市民自身によるこの議論への積極的な関わりである．2019年3月に東京都国立市が公表した「国立市地域医療計画──生まれてから最期までその人らしい生き方や暮らしを支える」(https://www.city.kunitachi.tokyo.jp/material/files/group/32/31iryoukeikaku.pdf) は，精緻な調査に基づいて広範な市民の声を拾いながら，「国立市がめざす地域医療の姿」を「医療・介護が必要になっても住み続けられる

その上で，本書では，冒頭の改正法に関連するかかりつけ医機能やかかりつけ医制度の議論でイメージされているサービスの内容を担う医師については，カテゴリー①の性質論のレベルではこれを「総合医」と呼び，カテゴリー②の制度論のレベルではこれを「かかりつけ医」と呼ぶことにする．このような（恣意的な）用語の統一は，国際的な比較を行う上で不可避だ．各国の制度や状況は多かれ少なかれ異なるものであるが，それらをまったく別物として議論するのではなく，ある程度抽象化した上で，同様の機能を持った制度ないし存在として同じ訳語によって包括する必要がある．たとえて言うなら，スパゲッティの存在を知らない江戸時代の日本人にその食べ物を説明しようとするとき，我々は「西洋の蕎麦」という説明をするかもしれない．しかし，蕎麦とスパゲッティは別物である．そのような場合に，麺類というメタ概念が必要となる．問題は，primary care とプライマリ・ケアが同じでないことに見て取れるように，これらを包括する手ごろなメタ概念がないことだ．言い換えれば，総合医，一般医，家庭医，family medicine，総合診療（医），プライマリ・ケア（医），GP (General Practitioner)，primary care, Hausarzt, Allgemeinmediziner, MT (Médecin Traitant), médecin généraliste/general (e) 等の用語は本来それぞれのローカルな意味と切り離せず，各単語が意味する内容がどうしてもずれる．そこで次善の策として，訳語によってこのメタ的機能を

まちづくり」とした上で，「国立市がめざす日常療養支援の姿」を「市民がかかりつけ医を持ち，外来診療・在宅療養等を適切に受け，生活を継続できる」と，それぞれ簡潔な言葉で提示している．その中では，地域での実例も紹介しながら，それを担う存在として「かかりつけ医の役割」をも示している．行政を中心にしながらも住民を巻き込んだこのような議論は，「かかりつけ医」を実態として地域の中に存在させるための重要な第一歩である．

担わせる必要がある．「総合医」も「かかりつけ医」も，ローカルな意味がまったくないわけではないが，国際比較を主題とする本書においては，とくに注釈をつけない限り，メタ的な意味においてこれを用いることとする．具体的には，イギリスのGPは制度上・予算上の用語であるため，「GP＝イギリスにおけるかかりつけ医」として論じる．同様に「MT（Médecin Traitant）＝フランスにおけるかかりつけ医」であり，「médecin généraliste 又は médecin général（e）＝フランスにおける総合医」となる．

　かかりつけ医あるいは総合医の訳語を如何にするべきかという問題がやや難しいのはドイツである．ドイツには，日本と同様，登録制のあるかかりつけ医制度がない．厳密には，家庭医中心医療制度（Hausarztzentrierte Versorgung）と訳されるイギリスのGPに近い診療体系及び支払体系があるが，参加は義務ではなく，この制度を自ら選択している国民は1割以下にとどまる．[68] その一方で，ドイ

---

[68] ドイツの民間シンクタンクであるHans Boeckler Stiftungの報告書（40頁：https://www.boeckler.de/fpdf/HBS-007958/p_fofoe_WP_205_2021.pdf）によると，政府統計の引用として2017年時点での参加者は690万人とされている．また同じ報告書の中で，2020年に家庭医協会が契約した家庭医中心医療の契約数が540万人分であることも記載されている．また，家庭医協会のサイト（https://www.hausaerzteverband.de/themen/hausarztvertraege 2023年10月3日アクセス）には "Über 6 Millionen Patienten und mehr als 16.000 Hausärztinnen und Hausärzte nehmen freiwillig an dieser modernen Form der Versorgung teil." （600万人以上の患者と16,000人を超えるかかりつけ医が，家庭医中心医療に参加している．）とある．そのため，家庭医中心医療への参加者は600万人程度であると考えられる．これは8380万人のドイツの7％程度に相当し，全体から見ればかなり少数にとどまることが分かる．その一方で，ドイツ南西部のバーデン・ビュルテンベルク州の家庭医協会のサイト（https://www.hausarzt-bw.de/Hausarzt%20A-Z/Politik%20und%20Organisationen/hausarztzentrierte-versorgung~n-47 2023年10月3日アクセス）には，"In Baden-Württemberg nehmen rund 4.000 Ärzte und 2,5 Millionen Patienten an der HZV teil." （バーデン・ヴュルテンベルク州では，約4,000人の医師と250万人の患者が家庭医中心医療に参加してい

ツには外来診療科ごとに適正な医師数を管理するための需要計画という名の計画配置制度がある．これらの制度上の用語としては，Hausarzt（ハウスアルツト）が使われる．haus（家の）＋arzt（医師）という構造からも分かるように，これを直訳すると「家庭医」となる．しかし本書では，制度の異なる欧州3か国と日本の類似性・相違性を抽象化して検討する必要があることから，制度論に対応するカテゴリー②の言葉としては「かかりつけ医」を用いる．また，医師の役割や性質を表すカテゴリー①の現地語としては，Allgemeinmediziner（アルゲマインメディツィナー）がある．Allgemeinmediziner は，allgemein（総合的な）＋mediziner（医師）という構造が示すように，直訳すると総合医となる．現地保険医協会は Allgemeinmedizin（総合医療）の定義を「Allgemeinmedizin とは，あらゆる年代のあらゆる健康上の問題に対する一生涯に亘る"Hausarzt 的なケア"と，他の医師や他の医療職に患者を適切に紹介できる能力・機能である．ここで言う"Hausarzt 的なケア"

る．）とされている．これはバーデン・ヴュルテンベルク州の人口1100万人の22％程度に相当し全国平均よりもかなり多いことが分かる．つまり，家庭医中心医療の普及率は，ドイツの中でもかなり地域差があるといえる．なお，母数を人口ではなく公的医療保険加入者とすると数字がこれらのパーセンテージは多少上振れする可能性があるが，家庭医中心医療制度の存在をもって「ドイツにはかかりつけ医制度がある」とは言えないことは変わらない．

69　土田武史「ドイツの「家庭医」（Hausarzt）という名称は，保険医療における「診療科目名」であって，「専門医名称」ではない．」ドイツにおける家庭医の教育・研修，平成27年度厚生労働省科学研究補助金（政策科学総合研究事業），先進諸国におけるかかりつけ医制度の比較及び我が国におけるかかりつけ医制度のあり方に関する研究（H27-政策-指定-007），https://mhlw-grants.niph.go.jp/system/files/2015/151011/201501021A/201501021A0004.pdf）

70　実際，ほとんどの先行研究においては，ドイツの医療制度を日本語で論じる場面において，Hausarzt を家庭医と訳している．

71　「適切に紹介する」に対応する原語は "Hinzuziehen" であり，これは本来「参加

においては，健康状態に対する生物学的，心理的，社会的な側面が考慮される．」としている[72]．また，Allgemeinmediziner というドイツ語は，内科を中心とする医学的知識を幅広く持っていることを強くイメージさせる言葉である．つまり，専門医／一般医（非専門医）という区分ではなく，Allgemeinmediziner 自体が１つの専門医として位置づけられている．このようなカテゴリー①の専門性を基礎として，カテゴリー②のかかりつけ医（Hausarzt）の制度上の役割も確立されている．そして少し分かりにくいのだが，文脈によっては Hausarzt が，医師としての役割を言い表す言葉（つまり，カテゴリー①）として用いられることもある．以上より，カテゴリー①の言葉として Allgemeinmediziner あるいは Hausarzt が使われる場合には「総合医」という訳語を選択する．ただし，Hausärzteverbandes は固有名詞としての「家庭医協会」が既に定訳としてあり，同様に Hausarztzentrierte Versorgung についても固有の制度を表す言葉として「家庭医中心医療」が一般的であるため，これを踏襲する．

させる」，「意見を求める」といった意味になる．ここでは「紹介」という訳語を当てたが，Allgemeinmediziner に求められる能力として含意されているのは，他の専門医や医療職に依頼した診察や検査の結果を改めて総合するなど，その患者の診療全体を統括する能力のことである．

[72] https://www.aekno.de/aerzte/weiterbildung/weiterbildungsordnung-2014/weiterbildung-abschnitt-b-gebiete-facharzt-und-schwerpunktkompetenzen/1-gebiet-allgemeinmedizin

第2章　イギリス，ドイツ，フランスにおける"かかりつけ医"と"コロナ"

基本的な"医療提供能力"

　かかりつけ医制度及びコロナ対応の具体的な検討に入る前に，イギリス，ドイツ，フランス，そして日本の基礎的な医療提供能力を簡単に比較しておきたい．図1はOECD dataをもとに作成した人口あたりの病床数，ICU病床数，医師数，看護師数である．これを見ると，日本は欧州3か国に比べて病床数が多いことが分かる．ただし，ICUはドイツの半分以下で，フランスをも下回る．医師数は，日本に比べて3か国はいずれも多い．とくにドイツは日本の1.7倍もある．看護師についてもドイツがもっとも多く，フランスと日本はほぼ同水準であり，イギリスが目立って少ない．総合すると，イギリスの医療提供能力はICUを含む病床数で見ても医師・看護師数で見ても他国と比べて脆弱であるといえる．対してドイツは，全体的に充実しているといえる．もちろん，本当の意味での医療提供能力を評価するためには，病床数はその機能をより詳細に見る必要があるし，医療職についても労働時間や労働密度まで評価すべきだ．実際に，今回の訪問調査では後述するように日本よりも医師数の多い3か国で，自国における医師不足を指摘する証言が相次いだ．その背景を聞くと，医師の非常勤勤務の広がりを含めた労働時間の短さがある．このように一つひとつを詳細に検討する必要は

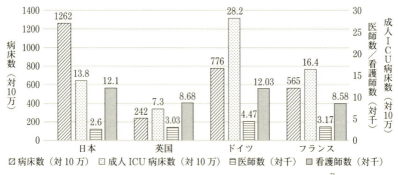

図1 人口あたりの病床数，ICU病床数，医師数，看護師数[73]

確かにあるが，本書では基礎的な医療提供"能力"として，図1のデータを想定することとする．

欧州3か国のコロナ状況

コロナについて，一般的に欧州各国は，日本よりもはるかに多くの感染者と死亡者を出した（表2）．イギリス，ドイツ，フランスの人口あたりの累計死亡者数は，それぞれ日本の5.6倍，3.5倍，4.3倍である．

コロナの死亡率（人口あたり）については，流行株，人種，基礎疾患の有病率，年齢構成，生活習慣，医療制度，社会制度等の様々な説明要因が考えられることから，どれか1つを取り出して原因帰属を議論することは容易ではない．しかし，総じて欧州各国の医療がコロナによって大きな影響を受けたことは間違いない．今回の訪問調査では，コロナを感染者数や死亡者数というアウトカムから論

---

73 https://www.oecd-ilibrary.org/sites/e5a80353-en/index.html?itemId=/content/component/e5a80353-en https://www.oecd.org/health/health-data.htm

表2 2023年3月31日時点でのコロナ概況[74]

	100万人あたりの死亡者数	100万人あたりの陽性者数
日本	596	269,794
イギリス	3,323	363,283
ドイツ	2,075	459,809
フランス	2,566	597,098
韓国	661	594,801
イタリア	3,202	435,237
アメリカ	3,302	303,578

じるのではなく,逆にコロナそれ自体を否応なく与えられた状況とみなして,これに各国の医療がどのようにレスポンスしたかという観点からヒアリングした.

イギリス,フランスにおけるコロナの始まり

イギリス及びフランスの病院関係者にコロナの状況を聞くと,共通して,2020年3月のある特定の数日の間にコロナが始まったと答える.イギリスでの流行の発火点となった北西ロンドンの基幹病院であるセント・マリーズ病院(St. Mary's Hospital)のICUの責任者であるアシュワース医師によれば,2020年3月8日に最初の[75, 76]

---

74 https://ourworldindata.org/coronavirus
75 2020年3月20日に北西ロンドンの基幹病院の1つであるNorthwick Park Hospitalがcritical incidentを宣言したことが,イギリスでのコロナ流行の号砲となった.このNorthwick Park Hospitalは訪問先の1つであるSt. Mary's Hospitalの設置主体であるImperial Collegeとパートナーシップを結んでいる. https://www.standard.co.uk/news/london/london-hospital-northwick-park-critical-incident-coronavirus-patients-a4393471.html
76 第1波における死亡率が高かった区(borough)には北西及び北東ロンドンの区が並ぶ. https://www.bbc.com/news/52282844

入院患者を受け入れてから，患者が押し寄せる事態となるのに 2 日とかからなかったという．そして，「患者がひっきりなしに救急外来に押し寄せ，また救急車でも運ばれてくる中で，我々としては呼吸困難に陥っていたりその他種々の症状を呈している患者を入院させて治療せざるを得なかった．」という．これは医療者にとっては，極めて困難な状況であったと考えられる．さらに，南西ロンドンにあるエプソン・アンド・セント・ヘリアー大学病院（Epsom and St. Helier University Hospitals）のデジタル部門の責任者である米澤ルミ子氏も，3 月 16 日に氏の所属する病院にインシデント対策本部が設置され，その翌日には NHS の全プログラムが停止されたことを証言している．また，パリの民間急性期病院でも，後述するホワイトプラン[77]（plan blanc）がフランス全土に発令された 3 月 13 日[78]には公立病院だけがコロナを引き受けることになっていたが，その 48 時間後には民間病院まで含めてコロナ対応が求められることになり，それから 1 週間のうちに緊急性のない患者はすべて退院させられたと証言している．フランスがロックダウンに入ったのが 3 月 17 日であるから，いかに事態が急激に進行したかがわかる．

もちろん，2020 年 1 月の時点で，世界中で中国の状況はすでに伝えられていたし，欧州では 2 月にイタリアで流行が始まっていたため，3 月に入って流行が本格化したイギリスやフランスでも一定程度の準備はなされていた．実際，フランスの総合医（médecin généraliste）の第一人者であるジルベール教授（パリ・シテ大学）

---

77 医療的緊急事態に対する行動計画．
78 2020 年 3 月 6 日に，Grand-Est と呼ばれる東部地域と，パリを中心とする Ile-de-France の 2 つの地域で plan blanc が宣言され，2020 年 3 月 13 日にはそれが全土に拡大された．http://cpn.rmi.fr/Qu-est-ce-que-le-plan-blanc-d-un.html

は「1月の中国の状況等から，流行がフランスにも来ると考え，その段階で，マスク等の防護具のストックを始めていた．」と語った．イギリスのナフィールド・トラストのヒアリングでも「病院によっては中国での流行が始まった時点で準備計画を用意したところもあった」と証言された．それでも「いずれの病院においても不十分であった」（ナフィールド・トラストでの証言）という．北西ロンドンの統合ケア機関（ICB：Integrated Care Board）[79]のヒアリングでも「我々はそれが来ることを分かっていた．しかし，それが実際に来るまでは，こんなことになるとは予想していなかった．」と，ほぼ同様の証言がされた．

これらの国に比べると（図2），日本は準備時間のアドバンテージがより大きかったといえる．図3は，NHKの1日あたりのコロナ報道の時間の推移を示しているが，2020年2月には2時間を超えている．この報道量（社会的注目度）は日本で医療ひっ迫がもっとも顕著であった2021年夏とほぼ同水準である．その一方で，2020年3月末までの累積陽性者は全国で2000人に満たず，同年4月末でみても1万4000人をわずかに超える程度である．この間，1回目の緊急事態宣言が発令されていたが，全国に8000の病院と10万5000の診療所があること[80]を考えれば，患者があちこちの医療機関であふれかえっていたという事態は考えられない．この時期の日本での「医療ひっ迫」は，ごく一部の受け入れ医療機関だけに局地的に起こった現象だったのだ．その意味で，ほとんどの日本の医療機関は，イギリス，フランスの医療機関に比べて，比較的ゆとりのある準備期間があったということができる．

---

79 ICBという制度については後述する．
80 https://www.mhlw.go.jp/toukei/saikin/hw/iryosd/22/dl/11gaikyou04.pdf

36　第2章　イギリス，ドイツ，フランスにおける"かかりつけ医"と"コロナ"

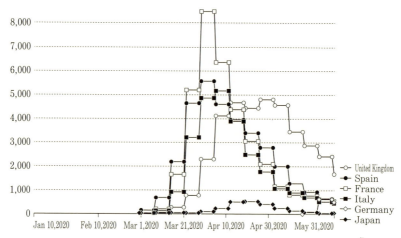

図2　2020年5月末までの人口100万人あたりの新規陽性者数（7日平均）[81]

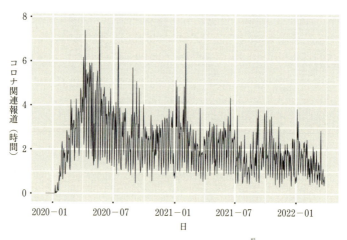

図3　NHKのコロナ関連報道の推移[82]

イギリス，フランスのかかりつけ医によるコロナ対応

　このように急激に始まったコロナ状況に対して，国民にかかりつけ医の登録義務を課しているイギリス及びフランスで何が起こったであろうか．ロンドンで20年以上にわたりGP診療所を開業してきたモール医師は，「コロナの最初の間，状況はとても静かだった．患者が怖がってGP診療所を受診しようとしなくなったため，電話もして来なくなったからだ．」という．同様に，ナフィールド・トラストの研究者で自身がGPでもあるローゼン医師は「第1波の時に，患者がGP診療所にまったく来られないという状況となった．」と証言している．このような状態が何日間続いたかは不明だが，ヘルス・ファウンデーション（Health Foundation）の研究によれば，イングランド全域で，2020年4月及び5月のprimary careのアポイントメントの数は前月に比べておおむね30%減少していることがわかる（図4）．

　電話診療等のリモート診療が促進されたが，それも十分ではなかったようだ．上記の研究によれば，2020年3月には対面診療の減少が見られるものの，この減少は電話診療の増加で相殺されていた．ところが，2020年4月及び5月は対面診療の減少幅が大きく，電話診療もほとんど増えていない（図5）．このことは，受診数そのものの減少だけではなく，実際に診療所を訪れる患者がかなり少な

81　第1波の陽性者数について，フランスはデータを公表していない．https://ourworldindata.org/coronavirus をもとに修正．

82　The impact of television on-air time on hand hygiene compliance behaviors during COVID-19 outbreak. D. Morii, A. Miura, M. Komori. AJIC, 51: 9: 975-979, 2023 をもとに修正．

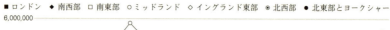
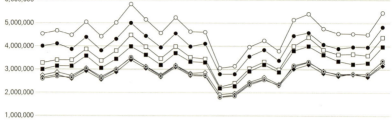
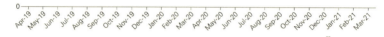

図4 イングランドにおける primary care のアポイントメント数[83]

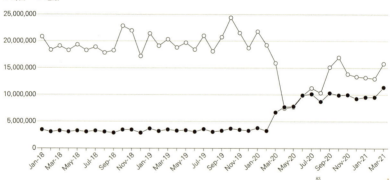

図5 イングランドにおける対面診療と電話診療の推移[83]

くなったことを示している．このようなコロナ最初期における GP 診療所の静けさは，上述した急性期病院における喧騒・混乱とは対照的だ．GP 診療所が機能しなかったために，病院に患者が殺到する事態となったという因果関係がうかがえる．

　コロナ初期において，かかりつけ医診療所を受診する患者が極端

83　https://www.health.org.uk/news-and-comment/charts-and-infographics/how-has-the-covid-19-pandemic-impacted-primary-care

に少なくなったことはフランスでも同様であった．フランスの総合医（médecin généraliste）であるシャスタン医師は「我々の診療所に患者が誰も来なくなってしまった．」と証言している．同様に，グループ診療所であるメゾン・ド・サンテ（maison de santé）のかかりつけ医（MT）らも「患者も感染を怖がって来なかったので，待合室はガランとしていた．」と証言している．支払基金であるCNAM（Caisse Nationale d'Assurance Maladie, 全国疾病保険金庫）の統計でも「（外来医療機関としての）専門医の60％，総合医の30％は診療活動を縮小した」ことが明らかになっている．その結果として，「病院が飽和し機能が麻痺してしまった．みんな15番（救急）に電話して，病院に殺到した．」という事態を招くことになった．

このような病院に限局した医療ひっ迫という構図は，イギリスと同様である．つまり，イギリスにおいてもフランスにおいても，コロナに対してかかりつけ医制度は期待された役割を果たさなかったのである．

軌道修正したフランスとしなかったイギリス

フランスにおけるかかりつけ医診療所への受診控えは，政府の誘

84　maison de santé はグループ診療所の一種である．所属する医療者同士の間で，定期的な情報共有や休診時の補完関係等緩やかなつながりがあり，それに対する診療報酬上の評価もあるが，個々の医師（基本的に総合医）や理学療法士，あるいは訪問看護師は独立開業している別個の事業主体である．

85　CNAMのヒアリングでは，理学療法士，歯科医ついては，理学療法士会及び歯科医師会から営業停止命令あり，強制的に閉鎖させられたという．医師会や看護師会はこのような営業停止命令は出していない．

86　CMG Franceのヒアリングでの証言に基づく．

導によって起こった．フランス政府は第1波の段階において "N'allez pas chez votre médecin traitant. Appelez le 15."（あなたのかかりつけ医には行かないでください．15番（救急）に電話してください．）と繰り返していたという[87]．このような政府の指示の理由としては，マスクをはじめとした個人防護具（PPE）不足を背景に診療所で十分な感染対策が取れないことを危惧したことなどが挙げられている[88]．また，新興感染症の場合，初期段階で病原性や伝播様式が未知であることは当然に想定される．そのため，最初期において，患者の受診場所をある程度設備が整っていると考えられる施設に限定することには一定の合理性があったようにも思える．問題は，そのような特別対応をいつまで続けるかだ．

　この点について，フランスは比較的早期に軌道修正する．まず，第1波の中で，暇をもてあますことになったMT（かかりつけ医）らは，手探りの中で患者の診療を始めた[89]．その一方で，政府が国民に指示した救急要請の電話番号である15番はすぐに飽和してつながらなくなった[90]．そして，「かかりつけ医には行くな」という政府の指導は誤りであり医療全体の混乱を招くことになっていることを，総合医自身が指摘するようになった．総合医の学術団体であるフランス一般医学会（CMG France）の医師らは，この政府から国民へのメッセージ[91]の元となったのがフランス感染症学会からの提言にあ

87　CMG France，民間救急病院，CNAM，メゾン・ド・サンテ，及びジルベール教授と立場の違う関係者が一様にこのことを指摘している．
88　CMG France のヒアリングでの証言に基づく．
89　ジルベール教授のヒアリングでの証言に基づく．また，CMG France のヒアリングでは，市役所内に設置された仮設診療所での重症度判定や検査対象者の絞り込みを主とする診療についても言及された．
90　https://www.liberation.fr/france/2020/03/16/coronavirus-appeler-le-samu-pour-un-nez-qui-coule-ce-n-est-pas-possible_1781875/

ったことを指摘している[92]．この2つの医学学術団体の立場の違いは，感染症学会が「未だ全体像が分かっていない」という点に軸足を置いたのに対し，フランス一般医学会に代表されるかかりつけ医・総合医は実際のコロナ患者の診察を通して「これは対応しうる感染症だ」という臨床的実感を既に得ていたという違いによるものと思われる．総合医の権威であるジルベール教授は，「臨床医であれば初期の段階でわかった」と証言している．さらにフランス一般医学会は総合医の学会として政府に方針の変更を求めたという[93]．その結果，2020年4月14日には政府が「必要な時は，受診してください」と国民に呼びかけるに至っており，政府は1か月余りで元の方針を撤回したことになる[94]．また，フランスの支払基金であるCNAMでのヒアリングによると，「コロナの間は[95]，かかりつけ医制度を停止した．かかりつけ医制度を完全に除外して対策を進めた．かかりつけ医でなくても……保険で100%償還した．」と証言された．重要なのは，これがコロナ診療に限らずすべての外来診療について行われたという点だ．軌道修正後のコロナ期間においては，かかりつけ医制度下の受診制約がなくなり，誰でもどこでも受診できる日本型の

91　https://www.gouvernement.fr/coronavirus-covid-19-puis-je-me-rendre-chez-un-professionnel-de-sante-pendant-le-confinement

92　この初期の政府の指示が間違いであったとする主張はジルベール教授の講演でも聞かれた．また，後述するように，フランスにおける高名な感染症の専門家であるカリーヌ・ラコム医師も総合医らに同調する発言をしている．

93　2020年3月8日のLe Figaro紙の記事ですでに「政府の指示に関わらず，医師らが前線に立つべき」とする記事が出ている．https://www.lefigaro.fr/sciences/coronavirus-des-medecins-confrontes-a-une-pandemie-qui-ne-dit-pas-son-nom-20200308

94　CNAMのヒアリングでの証言に基づく．

95　ここでは2021年末までを指すと思われる．CNAMのヒアリングでの証言に基づく．

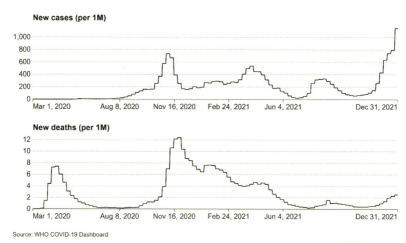

図6　2021年末までのフランスにおける陽性者数と死亡者数の推移[81, 96]

フリーアクセスと同様の受診制度が採用されたことになる．

　フランスでの訪問調査全体を通して関係者が異口同音に証言したのは，フランスにおいてもっとも困難を極めたのが第1波であるという点だ．実際には，死亡者数で見ると第2波（2020年秋から2021年春）の方が大きい（図6）．それにも関わらず，関係者の肌感覚でそのような認識となったのは，第2波以降は，重症度区分に応じた役割分担が整理され，通常医療との両立もある程度回復し，医療の現場も日常に戻る兆しが感じられたからではないだろうか[97]．フランスでは，第1波において，ARS（Agence Régionale de Santé，地方保健庁）から病院に対して20％は通常医療の機能を残すようにと指示された．これを受けて，民間病院であっても実際に上限いっぱ

96　フランスは2020年3月後半まで陽性者数のデータを公開していないため，第1波の流行の規模は不明である．
97　民間急性期病院のヒアリングでの証言に基づく．

いの80%の病床をコロナに転用したという．それだけこの第1波の時期の病院でのコロナの医療需要が大きかったということだろう．このような経験をしたこの病院の担当者は「全部で第5波まであったが，その中であまりに大変だったのは第1波で，それ以外は大したことはなかった．」と証言した．

　これに対してイギリスは，第2波においてもなお第1波以上の困難に直面していた．エプソン・アンド・セント・ヘリアー大学病院のデジタル部門の責任者である米澤ルミ子氏は「第2波がきつかった．」と証言している．北西ロンドンの基幹病院であるセント・マリーズ病院では，第2波において1000床の入院病床のうち500床をコロナに転用することを余儀なくされたという．このような大規模な病床転用は，当然ながらコロナ以外の一般診療に重大な影響を与える．多くの入院が先延ばしされることになり，コロナ前にイングランド（人口5650万人）全体で440万人程度であった入院待機患者は，コロナ後の2022年8月には700万人を超えた（図7）．イギリスでは，このようなコロナの制度的後遺症ともいうべき問題をバックログ（backlog）と呼んでいる．2022年3月にイギリス議会が政府に宛てた報告書によれば，このような待機患者の主な内容として，人工股関節置換術，人工膝関節置換術，白内障手術の3つが例示されており，うち5%は1年以上の待機を余儀なくされていることが示された[99]．イギリスの医療系コンサルティング会社大手のCHKSが2022年2月に発表した報告書によると，手術数で下位4分の3のNHS trustが上位4分の1の処理能力を有すると仮定したとしても，この待機患者がすべて治療されるようになるまでに9

98　St. Mary's Hospitalの担当者は，backlogを「コロナの遺産」と呼んだ．
99　https://publications.parliament.uk/pa/cm5802/cmselect/cmpubacc/747/report.html

44　第2章　イギリス，ドイツ，フランスにおける"かかりつけ医"と"コロナ"

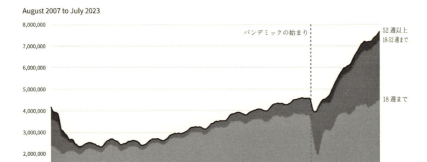

図7　イングランドにおける入院待機患者数[101]

年はかかるとしている[100].

　もちろんイギリスのGPらがこの間何もしていなかったわけではない．地域的な取組として，ホットハブと呼ばれる臨時施設を設けてGPらが当番制でコロナ疑い患者の診察をしたという．ホットハブでの診察は，それぞれのGPの登録とはまったく無関係に行われたものあり，その意味でかかりつけ医制度とは別の枠組みだといえる．むしろ，GPは電話等で受診依頼があった際には，ホットハブを受診するようにという案内をしていたとのことであり，コロナ診療がGPから切り離されていたと言える[102].

100　https://www.chks.co.uk/userfiles/files/Elective%20Surgery%20Backlog%20Report（1）.pdf
101　https://www.bma.org.uk/advice-and-support/nhs-delivery-and-workforce/pressures/nhs-backlog-data-analysis
102　Nuffield Trustのセッションでの証言に基づく．また，北西ロンドンICBのセッションでは，案内だけでなくホットハブの予約がGP経由で行われていたと証言されている．GPとの関りがどのようになされていたかは，ホットハブごとにも運用が異なっていた可能性がある．

このホットハブは，区（borough）によっても違いがあるが，ロンドンにおいては早いところで2020年6月頃から稼働し始めたようだ[103]．ただしホットハブの設立はあくまでそれぞれの地域が自発的に始めたもので，このような取組が横展開されたのも地域ごとの判断であったに過ぎない[104]．ナフィールド・トラストのヒアリングでは，このことを「パッチワーク」と表現していた．この点について，イギリスにおけるGPのオフィシャルな立場を代表するRCGPも「個別の方針はコミッショニング団体が決定している．……具体的には統合ケアシステム（ICS：Integrated Care System）がこれを決定する．」と証言している．このことから，国内における統一的な対応策はなかったものと思われる．このように，イギリスの対応は現場に近い地域ごとの自律性を尊重するスタイルであったといえる．そのような地域自律主義の下で，実際の医療供給はどうなったであろうか．primary careのアポイントメントの推移を調査したヘルス・ファウンデーションの研究（38ページ，図4）を見ると，第1波の収束後，アポイントメントの数はコロナ前の水準に服している．しかし，第2波が始まった2020年秋以降で再び減少し，しかも図5（38ページ）を見れば，その減少が対面診療の減少をダイレクトに反映したものであることがわかる．イギリスにおける第2波が，病床機能の半分を奪うような多大な負荷を病院にかけるに至ったことは，GPをはじめとするprimary careの機能が肝心な時ほど発揮されなかったことと関連づけて理解すべきだろう．

---

103 北西ロンドンICBのセッションでは，ホットハブの設立・運営はそれぞれの区ごとに行われたことが証言された．
104 Nuffield Trustのヒアリングでは2020年6月または7月頃から稼働したと証言された．

ドイツの「開業医」のコロナ対応

　ドイツでは，いかなるコロナ対応が行われたであろうか．この点に関し，今回のドイツの訪問調査の中で何度も聞くことになった数字がある．「20分の19」である．これはコロナによって受診した患者の20人中19人が開業医で診察されたことを意味する．この数字は連邦保険医協会の報告書に[105]「コロナ症例の20件中19件が診療所で診療された（2020年2月から2022年3月）．」と記述されたことが元になっている．ベルリン・ブランデンブルク州家庭医協会のクライシャー会長の講演では，ロベルトコッホ研究所（RKI）のデータとして，2020年2月から2022年3月までの約2年間に，ドイツ全体で延べ3842万人のコロナ症例が発生し，そのうち97.5％にあたる3746万人が開業医で診察されたという数字が紹介されており，「20分の19」にほぼ符合する．この割合は，第1波に限れば「7分の6」[105]と多少低くなるが，それでもコロナ初期の段階から開業医の役割が大きかったことが分かる．日本では，感染症法の法的拘束力をもって陽性者を入院隔離するという対処方針がとられたが，これとはほぼ真逆の対応であったといえる．このような開業医の果たした役割について，連邦保険医協会の報告書は，"LEHREN FÜR DIE ZUKUNFT"（将来への教訓）として，「パンデミックの始まり以来，コロナ患者の大多数は外来患者として診療されていた．これにより，懸念されていた入院医療構造への過剰な負担を回避できた．」と総括している．このことは病院の側からみれば「診療所が

105　https://www.kbv.de/media/sp/Ambulante_Versorgung_Corona_Pandemie_Zahlen_Fakten.pdf

第一の防御壁（Schutzwall）となったことで，病院は重症者の治療に集中することができた．」ということになる．つまり，重傷者に対する治療という病院の果たすべき機能を開業医が守ったということである．そして，その結果，ドイツはイタリアやフランスやオランダといった周辺国から重症患者の受け入れまで行っている．このことは，今回のヒアリング調査で，患者を送った側のフランスの病院関係者も認めている[108]．

　ドイツが他の欧州諸国と同様に大規模な流行を経験しながらも比較的少ない死亡者数で済んだのは，このような病院機能の温存が重要なポイントであったと考えられる．実際，関係者の証言を総合すると，通常医療への影響は比較的小さかったようだ．病院へ患者を送る側のかかりつけ医（Hausarzt）の代表機関である家庭医協会のヒアリングでは，一時期予定手術を延期することがあったものの，酸素が必要となるレベルの中等症以上の患者の病院での受け入れができなくなり在宅で診ざるを得ないという状況は「なかった」とのことである．ベルリンの病院関係者のヒアリングでも，「病院に軽症患者が押し寄せ重症の患者のリソースを奪うことはなかった」との認識が示された．そして，通常医療への影響については，予定手術の延期を強いられた場面もあったとしつつ，「もっとも状況が困

106　ベルリン・ブランデンブルク州家庭医協会クライシャー会長のヒアリングでの証言に基づく．
107　連邦保険医協会のセッションでの証言に基づく．
108　フランスの民間急性期病院のセッションでの証言に基づく．
109　上述した表2を参照のこと．
110　ベルリン・ブランデンブルク州家庭医協会クライシャー会長のヒアリングでの証言に基づく．
111　ベルリン市が出資する大規模病院であるVivantesの救急部長であるホッテンバッハー医師のヒアリングでの証言に基づく．

難だった時は集中治療患者用の病床の1/3がコロナ患者で埋まった．」と証言された．これは，ロンドンで50％（第2波）[112]，パリで80％（第1波）[113]の一般病床までもがコロナに振り向けられ，ICUから患者があふれ手術室にまで患者を収容し，予定手術が数か月に亘って延期されたのとは状況がまったく違う．

　このようなドイツの経験は，今後の感染症危機対応を考える上で極めて重要だ．コロナをはじめとする新興感染症への備えを議論する場合，とかく如何にして受入れ病床を（強制的に）確保するのかという議論に傾きがちだ[114]．しかし，必要な機能を効率的に活用するために，重症者のための医療資源を軽症者によって消費させない方策が何より必要である．それがなければ，多くの予算を投じて機能しうる病床を多少確保したとしても，ひとたび流行が起これば，あっという間にそのリソースは消費されてしまう．日本でも重症化率が高かった第1波においてさえICU入室が必要だったのはたかだか5％程度，入院を要するのも20％程度とされていた[115]．すなわちほとんどの患者は急性期病院で受け止める必要はなかったのだ．このことは，感染症危機対応のポイントがその感染症全体を有事とし

112　St. Mary's Hospital のセッションでの証言に基づく．
113　フランス民間急性期病院のヒアリングでの証言に基づく．
114　尾身茂氏は「編集長インタビュー　サージキャパシティーをどう高めるか，の議論を」（『日経メディカルオンライン』2023年9月29日）の中で，「日本はいつ来るかも分からない感染症に割り当てる余分な病床がない．お医者さんも足りない，看護師さんも足りない，急性期病床が足りない．サージキャパシティー（緊急時対応可能能力）をどう高めるかを議論していかなければいけない．」と発言している．これはフランスの病院が医療的危機対応の行動計画として定めていたplan blanc及びそれに基づいた危機管理ガイドにおいて，病院の機能のみで対応することを想定していたのと基本的に同じ発想である．
115　『新型コロナウイルスCOVID-19 診療の手引き第2版』（2020年5月18日）https://www.mhlw.go.jp/content/000631552.pdf

て扱うのではなく，通常の診療体制の中でそれをどこまで受け止めることができるかを考えることこそが重要であることを示している．

　ドイツのコロナ対応について重要な点が2つある．1つは，上述したような外来機能を果たしたとされているのが開業医（Praxen）であり，かかりつけ医（Hausarzt）のみを指すものではないという点だ．後述するようにドイツでは需要計画によって各診療科レベル[116]で外来医療の均てん化が図られているが，コロナに限っては，診療科を問わず軽症患者の診察にあたったという[117]．もちろん，その中核はかかりつけ医であったようで，連邦保険医協会のセッションでは「主にかかりつけ医だった」と証言されている．逆に，コロナ診療を拒否したかかりつけ医はいなかったのかという質問に対して，ベルリン・ブランデンブルク州家庭医協会のクライシャー会長は「そういったケースもあったとは思う．ただ，一般にはそうではなかった．その逆で，パンデミックであることを信じようとせず，マスクもせずに診療する医師も何人かいた．」と回答し肩をすぼめた．

　2つ目の重要な点は，このようなコロナ状況におけるかかりつけ医機能の発揮が，かかりつけ医制度を持たないドイツにおいて顕著[118]に見られたということである．かかりつけ医という存在が，イギリスやフランスのようなかかりつけ医登録制の中からではなく，自由に医師を選択できるドイツにおいてこそ機能したという事実は重い．義務や制度ではない中で，もっとも困難と思われるときに力を発揮するかかりつけ医機能とはどのようなものか．30年に亘ってベル

116　原語は Arztgruppen であり，直訳すると「医師グループ」となる．
117　連邦保険医協会のセッションでは，コロナの診療にあたったのが Hausarzt（かかりつけ医）ではなく，Praxen（開業医）であることが強調されていた．
118　ドイツに制度としてのかかりつけ医が存在しないことは後述する．

リンの診療所で地域住民の診療に携わってきたというビュルガー医師夫妻が語ったかかりつけ医としてのコロナ体験は，ドイツの関係者が異口同音に唱えた「20分の19」という数字の意味をナラティブに教えてくれる．診療所の庭にテントを張り，またマスクがない時でさえドアの小窓を通して患者の喉を見たというエピソードは，ビュルガー夫妻が困難の中にあってもどうにかして患者を引き受けようとした覚悟を示している．コロナという有事において，患者の不安を受け止め，重症度判定を行い，必要に応じて対症療法をするという軽症者対応を行ったのは，まさにビュルガー医師夫妻のようなかかりつけ医であったのだろう．「20分の19」は，そのような小さな物語の総体である．そうであるならば，我々はその一つひとつの物語にこそ着目しなければならない．クリスティーナ・ビュルガー医師（妻）は，この物語を「絆（Verbindung）」と呼んだ．しかし，そもそも絆を制度が強制することはできない．医師患者関係も，法によって義務化され，行政によって強制されるのは一種の堕落だ．そのような形式的な「つながり」が，平時の時はよいとしても，いざというときには役に立たないものであることを，我々はかかりつけ医制度のないドイツとイギリス・フランスのようなかかりつけ医制度を有する他国との比較から学ぶことができる．そして，「20分の19」という圧倒的な数字は，ビュルガー夫妻が，決して特別に英雄的な存在であったわけではないことを示している．「絆」はドイツの隅々において医師患者関係の中に強固に張り巡らされているもので，それに基づいた受診文化・医療提供文化が形作られていたものといえる．これは，我々が目指すかかりつけ医機能がかかりつけ医制度によって形作られる得るのか，それとも文化として自生するのかという問題である．

もちろん，ドイツにおいても，このような「文化」を側面から支える行政の役割があったことは言い添える必要がある．経済的には，所得補償とコロナ診療へのインセンティブがあった．まず，感染症予防法56条に基づき感染やその疑いによって休業・休職を余儀なくされた自営業者・被用者への所得補償制度があった．同法31条は行政が感染者及び感染が疑われる者，あるいは感染させる疑いのある者に対して，医師であっても就業制限できることを保証している．これらにより，自営業者である開業医には，申請により前年の所得に基づいた額が，職員には手取り給与額が補償された．さらに「COVID-19病院負担軽減法」により，病院への空床補償だけでなく，診療所の閉鎖回避のために患者の受診控えによる減収も補償された．

　これらに加えて，より直接的にコロナ診療へのインセンティブになったと考えられるのが，コロナ診療に特化した診療報酬である．これにはPCR検査等が含まれる．平時におけるドイツのかかりつけ医の基本的な報酬体系は，四半期に一度（診療した）患者1人あたりにつき定額を支払う包括払いである．その上，過剰診療を防ぐ目的で，各開業医への公的医療保険からの支払いには上限もある（予算制）．しかし，コロナ診療に対しては，連邦保険医協会が保険者と交渉した結果，2020年2月1日から包括支払い及び各医師への予算の枠外での報酬が支払われることになった．

　経済的な支援とあわせて，応召義務も明確であった．ドイツの開

119　ドイツのコロナ状況における行政からの支援策の記述にあたっては，吉田恵子「ドイツの対COVID-19戦略　外来対応を振り返る：ドイツの家庭医は勇敢だったのか」『文化連情報』545: 42-45 も参考にした．
120　https://www.buzer.de/56_IfSG.htm
121　https://www.buzer.de/31_IfSG.htm

業医は，公的医療保険と契約する限り，被保険者の診療に応じることが義務づけられていた（いる）[122]．日本同様に応召義務の例外規定もあるが，コロナは拒否の理由にはあたらないとされた[123]．

つまり，ドイツではコロナ診療の大半を一般開業医が引き受けこれにより病院の入院診療機能が温存されたが，一般開業医がかくも機能した理由としては，医療文化（絆），経済的補償とコロナ診療へのインセンティブ，応召義務の3つがあったとまとめることができる．

また，上記2つに比べれば重要度はやや落ちるものの書き留めたい指摘がある．ドイツのコロナ対応において，中央政府レベルではかかりつけ医機能を中心とした外来機能が軽視されていたというものだ．これは，家庭医協会のバイアー会長及びヴァイゲルト名誉会長がとくに強調した点である．家庭医協会や保険医協会といったかかりつけ医の代表者，ドイツ医師会の代表者，及び公衆衛生学者が，連邦政府の専門家委員会に入っていなかったという．中央政府の意

---

[122] ドイツには公法上の義務として医師に応召義務を課す法律はない．私法上の義務として，契約に基づいた診療義務は生じるが，診療契約自由の原則があるため契約自体は義務ではない．また，緊急時の不作為について，刑法上の責任が問われることがあるが，これは日本でも法的作為義務があり，作為が可能かつ容易であれば不作為も犯罪の実行行為となることと異ならない．ドイツの応召義務を考える上でもっとも重要なのは，医師と Vertragsarzt と呼ばれる公的保険との間の契約だ．国民の9割が公的保険の下で医療を受けることを考えれば，公的保険の保険医となることはほとんどの医師にとって必須である．この保険医である限り，保険加入者に対する応召義務が生じる．つまり，ドイツにおける応召義務は，保険医としての義務であるといえる（https://www.aerzteblatt.de/archiv/203493/Dienstvertrag-Behandlungspflicht-des-Arztes）．これに対して，日本の医師法19条が定める応召義務は公法上の義務であることが行政通知でも確認されている（https://www.mhlw.go.jp/content/10800000/000581246.pdf）．

[123] https://www.kv-thueringen.de/fileadmin/media2/Kommunikation/kvticker/210528_kvticker-woechentlicher-Newsticker-der-KV-Thueringen_KW21.pdf

思決定過程におけるかかりつけ医のプレゼンスの欠如は，診療所への PPE の配分，開業医のワクチン業務の分担，国民に向けたパブリック・コミュニケーション，総合医による介護施設での感染対策，診療所における換気装置等の支援等が不十分となる結果を招いたとの主張だ．かかりつけ医が他国に比べて大きな役割を果たしたドイツにおいてさえ，より適切な支援があればもっとできた，という不満論があることは興味深い．

　実は，これと似た不満論はフランスでも聞かれた．フランスの医療機関（病院）には，医療的緊急事態に対する行動計画であるホワイトプラン（plan blanc）があるが，この行動計画では病院の機能しか想定されていない．[124] そのことが，コロナ最初期におけるかかりつけ医機能の無視につながった．フランス一般医学会の総合医らはそのことに対する強い不満を訴えた．その上で，政府からの指示（consigne）を無視する形でかかりつけ医による診療が始められ，実質的にホワイトプランが上書きされることになった．このようなフランスの不満論は，政府の行動計画の中でかかりつけ医機能が軽視されているということに対する不満であると同時に，それを変えるべく提言を出しても反応が得られないという点についての不満でもある．もっとも，ジルベール教授（パリ・シテ大学）[125]は「フラン

124　plan blanc 自体は，医療機関自身が策定することを義務づけられているものだが，フランス政府は，この plan blanc に基づいた危機管理ガイドを定めている（"Plan blanc et gestion de crise"）．そして，この危機管理ガイドには，医療的緊急事態への対応として，病院の行動計画のみが規定されており，かかりつけ医（MT）や総合医（médecin généraliste）の役割が想定されていない．https://sante.gouv.fr/prevention-en-sante/securite-sanitaire/guide-gestion-tensions-hospitalieres-SSE

125　フランスのかかりつけ医（MT）制度の制度設計に関わった総合医療の重鎮として知られる．

ス語圏の各国の中でも，比較的政府の政策決定機関等に食い込んでいたのはフランスの総合医だった.」とやや異なる評価を示した．

これに対して，イギリスでは，ドイツおよびフランスとはほぼ逆の状況が生じた．王立 GP 協会のヒアリングでは，GP が政府の決定に深く関与した点が強調された．イングランド，スコットランド，ウェールズ，北アイルランドの各政府が出したガイダンスの発出に王立 GP 協会が関わり，コロナについての臨床的なガイドラインの作成に関しても各分野の王立協会をまとめる議長として王立 GP 協会が役割を果たした．また，イギリスの保健行政全般の責任者である主席医務官（Chief Medical Officer）のバックグラウンドが GP である点も強調された．そして，GP 診療所の実地医家であるモール医師も，主席医務官と毎週ミーティングが行われていたと証言した．このように，対コロナの政策において，かかりつけ医あるいは総合医の存在が軽視あるいは重視されたのかということについては，各国に多様な意見があることが分かる．

さらに，そこから派生する問題として，いわゆる"専門家"がどのような立場で国の政策決定に関与するのが最適かというテーマも浮かび上がる．それは，その国の政策決定プロセス全般や，それ以前からある制度によっても影響を受ける複雑な問題である．日本でも，コロナを機に"専門家"が政策決定に欠かせない存在であることが広く認識されるようになった．その一方で，本来限られた専門領域についての深い知見を持つにすぎない専門家が，社会全体についての重要な決定に関わることに関して，民主主義社会としての正当性の根拠や手続きの正当性が問題になる．今回の訪問調査で，各国における専門家のあり様やそれへの不満論を聞くと，専門家による政策決定過程という課題について各国がそれぞれにその距離感を

いまだつかみあぐねているとも見えた．この問題は，社会あるいは政治の成熟とも切り離せないテーマであり，今後もしばらくそれぞれの国において課題であり続けるものと思われる．

イギリス，フランス，ドイツのコロナ対応の総括

　ここで，イギリス，ドイツ，フランスのコロナ対応に，かかりつけ医がどれほど貢献したのかを総括したい．まず，イギリスのかかりつけ医制度を担う GP はコロナの対応にはそれほど貢献しなかった．そのため急性期病院に負荷がかかり，欧州で最悪レベルの死者を出したばかりでなく，通常診療に大きな影響を及ぼした．このことは人口 5650 万人のイングランドでコロナ前にすでに 440 万人あった入院待機患者を 700 万人を超えるまでに悪化させ，"医療崩壊の常態化"ともいえる事態を生じさせるに至った．一部の GP は自分の診療所だけではなく，ホットハブと呼ばれる臨時診療所を立ち上げ，かかりつけ診療とは無関係に外来診療業務を行うこともあった．しかし，その機能も，病院の負担を十分に減らすほどの効果をあげたとは言い難い．フランスは，第 1 波こそイギリスと同様であったが，医療者自身の声でコロナ診療を通常医療の中に取り込むよう軌道修正した．結果として，コロナによる人口あたりの死者はイギリスよりも 25% 程度少なく済んでいる．ドイツは，初めから地域の開業医が「防御壁（Schutzwall）」となり，病院機能を守った．その結果，欧州ではもっとも少ない死亡率であったばかりでなく，周辺国の重症患者も引き受けた．

　国民に対しかかりつけ医の登録を求め，受診医療機関を限定している国で，コロナ対応が決してうまくいかなかったことは，大きな

教訓にしなければならない．確かに，未知の感染症に対して初期段階で封じ込めを目指すことには一定の合理性がある．しかし，実際の診療経験やその後の知見の蓄積から封じ込めが困難と判断された場合には，速やかにより多くの医療機関が対応に参画することが必要である．そのような事態に備えて，なるべく多くの医療機関が自施設で対応可能な医療提供範囲の拡大に平時から取り組むことが求められる．

第 3 章　3 か国の"かかりつけ医制度"

　ここからは，各国のかかりつけ医制度を「平時の機能」の観点から考察する．言うまでもなくイギリスには GP 診療所単位での登録[126]を基本とする人頭払いに支えられたかかりつけ医制度がある．フランスにも診療所あるいは病院への登録義務のあるかかりつけ医制度があるが[127]，後述するようにその支払い制度は人頭払いではなく包括払いというべきものである．ドイツには登録義務そのものがなく，家庭医中心医療制度（Hausarztzentrierte Versorgung）と呼ばれる任意の制度はあるものの全体に占める割合は低く付加的意義にとどまる．

イギリスの GP

ICS/ICB と PCN 及び GP への支払い

　イギリスの医療提供体制は，GP とトラストの 2 本立てである．トラストはさらに，病院サービス（hospital service），救急（ambulance service），精神（mental health），コミュニティサービス（community service）がある（図8）．このうち，病院サービスが急性期医療を担うことから急性期トラスト（acute trust）や急性期医療ト[128]

126　登録先は GP ではなく GP surgery とされている．https://www.nhs.uk/nhs-services/gps/how-to-register-with-a-gp-surgery/
127　https://www.legifrance.gouv.fr/loda/id/JORFTEXT000033285608

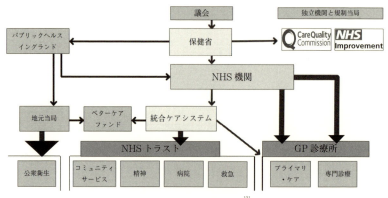

図8　NHSの予算の流れ[131]

ラスト（acute care trust）[129]ともいう．イギリスで病院というと通常はこの急性期医療のトラストを指す．従来，GPとtrustは予算上も運営上も原則的に別々に扱われてきたが，2022年から統合ケアシステム（ICS）の設置が法制化され，より統合的に機能配分されることとなった．[130]ロンドンには4つの統合ケアシステムが置かれているところ，我々が訪問した北西ロンドンのそれは220万人の人口を抱えており，日本の都道府県規模の人口単位といえる．この統合ケアシステムの単位をシステム（system）と呼ぶが，そのシステム（system）の下に場（place）という構成要素が観念されている．場（place）は，区（borough）という行政単位に相当するもので，25万人から50万人程度の人口が想定されている．おおむね日本の中

128　https://www.imperial.nhs.uk/about-us/news/acute-nhs-trusts-strengthen-partnership-working-to-improve-patient-care
129　https://www.bmj.com/content/356/bmj.j102
130　ICSの傘下に入ることについて，GP側からの説明はコン医師のセッションに，病院側からの説明はSt. Mary's Hospitalのセッションに収載した．
131　RCGPのセッションで提示されたスライドを改編．

表3 統合ケアシステムの概念図[132]

地理的範囲	パートナーシップと提供体制	
	名 称	参加組織
システム (system) 通常100万-200万人をカバー	プロバイダーコラボレイティブス	NHS トラスト (急性期, 専門医療, 精神を含む), 場合によってはボランティア・コミュニティ・社会企業 (VCSE) と独立セクター：これらは場レベルで活動することも可.
場 (place) 通常25万-50万人をカバー	ヘルスアンドウェルビーイングボード	統合ケアシステム, ヘルスウォッチ, 地元当局, その他：システムレベルで活動することも可.
	プレイスベイスドパートナーシップ	統合ケア機関メンバー, 地元当局, VCSE 組織, NHS トラスト (急性期, 精神, コミュニティサービスを含む), ヘルスウォッチ, プライマリ・ケア
町内 (neighbourhood) 通常3万-5万人をカバー	プライマリケアネットワーク	GP, コミュニティ薬局, 歯科医院, 視力矯正

核市規模の人口単位といえる．さらにその下には，町内 (neighbourhood) という構成要素が観念されている (表3)．町内は3万人から5万人の人口が想定されている．

新しい制度では，GP もこの統合ケアシステムの傘下で活動することとなった．イギリスの GP は，労働党ブレア政権以降，Primary Care Groups (PCG) によって統括されるようになった[133]．その後2000年代に入って Primary Care Trust (PCT) が導入され，

---

132 https://www.kingsfund.org.uk/audio-video/integrated-care-systems-health-and-care-act
133 https://navigator.health.org.uk/theme/primary-care-groups

さらに Clinical Commissioning Group（CCG）に移行していた．統合ケアシステム（ICS）はこの CCG に取って代わる制度である．統合ケア機関（ICB：Integrated Care Board）は統合ケアシステムの意思決定機関であり，新しい制度が統合ケア機関（ICB）と呼ばれることもある．2022 年に法改正される前から統合ケア機関が置かれて統合ケアシステムへの移行が準備されてきた．[134] CCG と統合ケアシステムの違いは，新制度では population health（国民保健≒公衆衛生）の向上に力点があることである．個別の患者ではなく住民（population）という大きな対象へアプローチするため，個別の GP に責任を負わせるのではなく統合的な単位で対策を講じることを目指している．[135] そして，それを達成するため，医療情報の統合が進められている．このような情報分野での動きは国民保健マネジメント（PHM：Population Health Management）と呼ばれている．[136]

　CCG から統合ケアシステムへの移行は 2020 年以降開始されていたが，当初は時間をかけて進められる予定であったという．それがコロナを受けて移行が早められた．エプソン・アンド・セント・ヘリアー大学病院のデジタル部門の責任者である米澤ルミ子氏によると，医療情報はクラウドで管理され，GP だけでなく急性期トラストやそれ以外の医療提供者，さらには地元行政機関が，情報を紙ではなくアプリで送付するシステムができているという．そして，そ

134　2019 年 1 月 7 日に NHS が発表した Long Term Plan（https://www.longtermplan.nhs.uk/online-version/）にすでに Integrated Care System の言及がある．
135　コン医師のセッションでは，ICS/ICB について「国民保健（population health）ないし公衆衛生（public health）のことを考えれば，1 人の GP 診療所という単位は予算措置をするには狭すぎるということになった．」と説明した．
136　PHM については米澤ルミ子氏のセッションに概要が説明されると共に，コン医師のセッションでも具体例の紹介があった．

の情報は NHS が一括して管理する．このような包括的な情報システムはコロナの発生を受けて 2020 年前半ごろに整備されたのだが，その導入は ICB の権限の下で進められたとのことである．

　次に，イギリスのかかりつけ医制度を支払いの観点から見ることにする．GP への支払いは大きく 5 つに分かれる．1 つ目は NHS と GP の基本契約によるものである．具体的な契約形態としては，期間の定めのない契約である一般医療サービス（GMS：General Medical Service）と個別医療サービス（PMS：Personal Medical Services）に加えて，有期契約である代替提供者医療サービス（APMS：Alternative Provider Medical Services）がある．一般医療サービス（GMS）が従来の基本的な契約形態である．個別医療サービス（PMS）はこれを基本としつつ地域の特殊事情に配慮して GP と NHS が個別に契約内容を定めるものであり，1998 年にブレア政権の下で導入された[137]．個別医療サービスは住民の社会経済的背景に特徴がある場合等に用いられてきたが，一般医療サービスよりも高額となることが財務当局から敬遠され近々廃止される見込みとなっている．一般医療サービスと個別医療サービスは期間の定めのない契約なので，よほどのひどい診療をしない限り[138]，NHS はその GP との契約を解除できない．代替提供者医療サービス（APMS）はもっとも新しい契約形態で，その特徴は，有期契約（5 年，10 年，又は 15 年），固定予算，GP 独占の廃止である．GP 独占の廃止とは，GP 以外の主体が契約当事者となることができることを指す．

---

[137] 2006 年までには 40% の開業医が PMS となっていた（https://www.gponline.com/nhs-70-general-practice-2000-2018/article/1485693）．

[138] CQC（Care Quality Commission）によって排除される．

たとえばNHS又は統合ケアシステムがあるエリアにもう1つ追加でGP診療所が必要だという判断をした場合，入札でそれを調達する手続きをすることになる．そして，その入札にはいかなる組織も参加できる．これによって，実際に，バージン，オペローズ・ヘルス，ユナイテッド・ヘルス等のアメリカ資本が代替提供者医療サービス契約をしているという．一般医療サービスは新規の契約が停止され，個別医療サービスは今後廃止される見込みであるため，イギリスのGP契約は近い将来には代替提供者医療サービスに一本化されていくことになるという．[139]

　これらの基本契約は，エッセンシャル・サービスと呼ばれるGP業務の基礎部分に対するものである．エッセンシャル・サービスとは疾病の発見とその管理のことであり，二次医療への紹介が必要となれば病院やその他の機関に患者を紹介することも含まれる．この基本契約は，登録された住民の数によって決まるが，カー・ヒル関数という関数によって年齢や疾病等の変数に応じて調整される．直近の調整前単価（global sum per patient）は99.7ポンドである．[140] 夜間や週末の診療については，代理を立てずに自ら診療するならそのままだが，代理を立てた場合にはこの調整前単価から約5ポンドが差し引かれることになる．このエッセンシャル・サービスは，イギリスのGPの医療的なサービスであり，日本で議論されているかかりつけ医機能のイメージに近い．

　GPへの支払いの2つ目は，品質成果フレームワーク（QOF：Quality & Outcomes Framework）である．これは成果に応じて支

139　コン医師のセッションでの証言に基づく．
140　https://www.bma.org.uk/pay-and-contracts/contracts/gp-contract/gp-contract-changes-england-202223

払われるもので，10％の追加報酬を受けることになるため95％のGPがこれを算定している．慢性疾患のアウトカムを指標として，その質が評価される．糖尿病を例にとると，GPの業務として定められているのは，住民に糖尿病について情報提供すること，糖尿病となる前の段階で発見すること，糖尿病となってからはその管理を行い合併症を最小限にすること，合併症が出てしまったらそれを安定化させQOL（生活の質）を問題ないものとすることである．これらの項目が指標化されており，一例をあげると「登録患者の中で糖尿病患者であって，腎障害（臨床的タンパク尿）又は微量アルブミン尿を呈している者のうち，ACE阻害薬又はARBで治療されている者の割合：57％-97％．」など，かなり細かく設定されている．[141]

GPへの支払いの3つ目は，強化サービスと呼ばれるもので，エッセンシャル・サービスに入らない追加的なサービスに対応するものだ．この算定も任意である．地域強化サービス（LES：Local Enhanced Service）と呼ばれる地元地域のニーズに応じたものと，国レベルで決められた項目の直接強化サービス（DES：Directed Enhanced Service）がある．直接強化サービス（DES）についてはGPが単独で契約することもできるが，後述するプライマリ・ケア・ネットワーク（PCN：Primary Care Network）単位で契約することもできる．直接強化サービス（DES）の主なものとしては，各種のワクチンプログラムや介護施設（care home）でのサービスが含まれる．[142] 直接強化サービス（DES）をプライマリ・ケア・ネットワーク

---

[141] https://www.england.nhs.uk/wp-content/uploads/2023/03/PRN00289-quality-and-outcomes-framework-guidance-for-2023-24.pdf

[142] https://www.england.nhs.uk/gp/investment/gp-contract/network-contract-directed-enhanced-service-des/

表4　6万人規模のPCNに対するDESの支払い（IIF込み）[143]

年間	単価	
基本PCN費	£ 1.50	£ 90,000.00
クリニカル・ダイレクター拠出（0.25フルタイム当量として）	£ 0.729	£ 43,740.00
追加的機能報酬（ARRS） (on a weighted patient basis)	£ 22.67	£ 360,200.00
PCNケアホーム加算：£120／床 （£10／床／月）	£ 120.00	£ 30,000.00
アクセス強化DES	£ 7.58	£ 454,680.00
IIF 5項目	£ 0.99	£ 59,400.00
IIFキャパシティとアクセス補助	£ 2.765	£ 165,900.00
PCN主導管理補助	£ 0.684	£ 41,040.00
計		£2,244,960.00

（PCN）として契約した場合，プライマリ・ケア・ネットワーク（PCN）内で業務及び予算を分割する．コン医師のセッションでは，6万人規模のプライマリ・ケア・ネットワーク（PCN）に支払われる直接強化サービス（DES）の予算として200万ポンド以上になることが示された（表4：後述するIIFも含めて記載されている）．

　GPへの4つ目の支払いは投資インパクト基金（IIF：Investment and Impact Fund）と呼ばれるもので，国民保健にあたる予算である．これはプライマリ・ケア・ネットワーク（PCN）単位で支払われる．この投資インパクト基金（IIF）がカバーする具体的なものとしては，2022/2023年度まではインフルエンザワクチンの接種率[144]，NSAIDsと抗凝固剤の併用を行っている患者のNSAIDsの処方を中止するかまたは胃粘膜保護薬を追加処方した割合，などの36の

143　コン医師のセッションで使われたスライドを改変．
144　https://www.england.nhs.uk/wp-content/uploads/2022/03/B1963-iii-Network-contract-IIF-Implementation-Guidance-September-2022.pdf

項目が点数化されており，プライマリ・ケア・ネットワークは最大989 IIFポイントを取得することができた．そして，この1ポイントあたりの単価が200ポンドと定められていたことからプライマリ・ケア・ネットワークは最大20万ポンド程度を受け取ることができた．しかし，2023/2024年度からは，項目が36から5（成人及び小児のインフルエンザワクチン，14歳以上の学習障害への介入，便潜血検査から2週間以内の消化器科への紹介，予約から2週間以内の診察）に減らされ，それに伴って最大で取得できるIIFポイントが262となった．単価もやや減って198ポンドとなったためプライマリ・ケア・ネットワークが受け取るのは最大で5万ポンドあまりとなった．これによってどの項目を国民保健として評価するのかというIIF予算の趣旨がよりはっきりとしたものとなったといえる．

　GPへの5つ目の支払いは追加的機能報酬（ARRS：Additional Roles Reimbursement Scheme）というものだ．これもプライマリ・ケア・ネットワークを単位として支払われる．コン医師の説明では，伝統的な診療所には，医師，看護師，受付がいたがそれ以外の職種はいたりいなかったりしていたという．現在は，薬剤師，social prescriber（後述するsocial prescribingを引き受ける職），ケア・コーディネーター，健康・福祉指導員等の様々な職種をプライマリ・ケア・ネットワークが雇い入れ，この人材を複数の診療所が共有するという形が取られている．このことによってGPの仕事は軽減することができる．追加的機能報酬（ARRS）はこれらの人件費を賄うための予算である．そのため，追加的機能報酬は多職種連携と他

145　https://www.england.nhs.uk/wp-content/uploads/2023/03/PRN00157-ncdes-investment-and-impact-fund-2023-24-guidance.pdf

146　social prescribingについては，ボグダン医師のセッションでの証言に基づく．

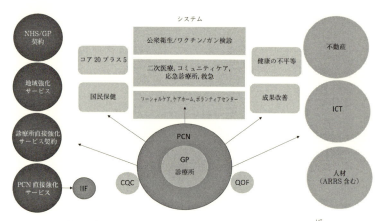

図9 プライマリ・ケア・ネットワーク（PCN）の概念図[147]

職種への権限移譲を診療所単位ではなくプライマリ・ケア・ネットワーク単位で進める政策であるといえる．

　このようなGPへの予算措置からも分かるように，イギリスの新しい統合ケアシステム（ICS）の中で重要なのがプライマリ・ケア・ネットワークである．これは，上述した人口3万人から5万人を単位とする町内（neighbourhood）に対応する医療提供の仕組みである．同一町内で診療活動を行う複数のGPがプライマリ・ケア・ネットワーク（PCN）を形成する．イギリスにおけるprimary careの中核をGPが担うのは変わらないとしても，予防・保健分野についてはプライマリ・ケア・ネットワークという実質的なグループ形態が2022年以降の統合ケアシステムを構成する基本単位となっているといえる（図9）．

147　コン医師のセッションで示されたスライド．

イギリスの医療関連予算

　イギリスの医療は税方式であり，原則的に国の予算で賄われる．2022/23 年度の保健省全体の予算のうちイングランド分の予算は1882 億ポンド（33.9 兆円）[148]だが，その 85% に相当する 1604 億ポンド（28.9 兆円）[148]が公的医療を司る NHS イングランドに配分される[149]．NHS イングランドの公表資料によれば，NHS イングランドの予算の約 7 割が統合ケアシステム（ICS）にあてられ，その内訳は，急性期医療が 37.5%，GP が 12.8%，コミュニティヘルスが 10.1%，精神が 7.0% 等となっている[150]．統合ケアシステムを介しないサービスは，ダイレクト・コミッショニングと呼ばれ，NHS イングランドの予算の 21% を占める．このダイレクト・コミッショニングには，健診やワクチン等の国民保健や，歯科，薬局，視力矯正等の GP に含まれないプライマリ・ケア・サービス，及びその他の特別なサービス[151]が含まれるが，これらのサービスも統合ケアシステムに段階的に組み込まれていく予定となっている．

　イギリス（UK）全体の医療費は 2826 億ポンド（50.9 兆円）[148]であり，これは対 GDP 比で 11.3% となり，11.5% の日本とほとんど同じ水準である[152]．しかし，イギリスの病床数は日本の 5 分の 1 程度であり，

148　1 ポンド＝180 円．
149　https://www.health.org.uk/publications/long-reads/health-care-funding#:~:text=This%20budget%20is%20%C2%A3185.1,2024%2F25%20in%20cash%20terms
150　https://www.england.nhs.uk/wp-content/uploads/2020/02/nhs-allocations-infographics-v3-23-24.pdf
151　specialised service が具体的にどのようなサービスを指しているのかははっきりしないが，RCGP の資料では，GP practice の一部として specialised service が挙げられていたため，GP with special interest（いわゆる GPwSI）のことを指している可能性がある．
152　いずれも 2022 年（https://www.oecd.org/els/health-systems/health-data.htm）．

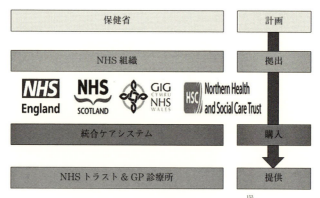

図10　イギリスで医療提供と支払い構造[153]

　ICU病床数で見ても約半分である（32ページ，図1）．王立GP協会のヒアリングでは，GPの提供する医療について，予算の観点から「効率的」との評価が示されたが，これは急性期トラストを中心とする入院医療の効率の悪さを念頭に置いた説明であったと思われる．

　イギリスの医療提供とその支払いは，4層構造になっている（図10）．つまり，国会で成立した予算に従って，保健省が計画し，各NHS（イングランドの場合はNHSイングランド）に予算配分され，それを使って統合ケアシステムがサービスを購入（buy）し，サービス自体はGPやトラストによって提供されるという構造だ．ここでの統合ケアシステムの役割をcommissioningという．統合ケアシステムは，イングランド（5650万人）に42あり，上述したとおり日本の県にほぼ匹敵する人口単位である．イギリスの医療制度は，予算保持（fund holding）GP，PCG（Primary Care Group），PCT（Primary Care Trust），CCG（Clinical Commissioning Group）と変

153　RCGPのヒアリングでの資料を改編．

遷してきたが，これらの制度変更は，コミッショニング機能を担う主体の変遷でもある．これを GP の立場から見ると，時代を経るごとに，個々の GP の予算保持の要素が限定される方向で制度変更がなされてきたと見ることもできる．つまり，かつては個々の GP が政府からの予算を直接受け取って，それを比較的自由な裁量で運用したが，それがより大きな規模のコミッショニング機関に委ねられるようになってきたのだ．かつての制度下では，患者にどのような医療サービスを提供するのかについて，個々の GP の裁量が強かった．いわば患者の受ける医療サービスについて，GP が一種の法定代理人のような立場で，その提供の場面や必要性を判断していたということだ．その意味で統合ケアシステムという新しい制度は，その判断の主体が県に匹敵するような広域のレベルまで上げられたものだ．"ICS が医療サービスを購入（buy）する" という説明の意味は，このような機能を想定していない日本からは理解しにくいものだが，コミッショニング機能の変遷という角度から見ることが理解の助けになる．

イギリスの GP の実態

イギリスの GP については，制度面の理解に加えて，「実際にどのような仕事をしているのか」という実体論が極めて重要である．ボグダン医師の講演では，イングランドにおいて，20% の受診（doctor appointment）が完全に社会的な理由によるものであると説明された[154]．完全に社会的な理由とは，具体的には，雇用，住居，借

---

154 ボグダン医師のセッションでは，"pure social reasons" という言葉が使われたが，"pure" とは精神的問題を含まないという意味であると説明された．一方で，20% という割合の出典は不明である．ただし，NHS England の National Clini-

金，孤独等についての相談である．これらの社会的理由に加えて精神的な問題（mental well-being）で GP を受診する患者も多いという．先行研究においても孤独や気分の落ち込みが例示されていることから[155]，ここでいう精神的な問題とはいわゆる精神病圏の疾患というよりもむしろ社会的問題との辺縁にある不特定の訴えを指していると思われる．ナフィールド・トラストのヒアリングでは，「彼氏と別れてつらい」といった"精神的"な受診理由がコロナ以前には多かったと証言された．このような精神的な問題が GP 診療全体に占める割合は 3 分の 1 とも[156] 5 分の 2 とも[157]される．要するに，イギリスにおける GP の実態はエッセンシャル・サービスや強化サービスが想定している医療的業務に加えて，よろず相談所とも言い得る非医療的要素がかなり強い．ボグダン医師のセッションでは，GP が行政の相談窓口のようなサービスを求められる背景として，GP 診療の窓口払いがないことを指摘している．それに加えて，福祉や介護に相当する公的サービスそのものの脆弱性も背景にあると考えられる[158]．

---

  cal Champion for Social Prescribing である Dr. Michael Dixon が，同職に就任した際のインタビューで「20%」という数字を示している．https://www.pulsetoday.co.uk/news/nhs-structures/gp-leader-appointed-clinical-champion-for-social-prescribing

155 J Elston et al. Does a social prescribing 'holistic' link-worker for older people with complex, multimorbidity improve well-being and frailty and reduce health and social care use and costs? A 12-month before-and-after evaluation Primary Health Care Research & Development 20 (e135): 1-10. 2019 https://www.ncbi.nlm.nih.gov/pmc/articles/PMC6764188/pdf/S1463423619000598a.pdf

156 https://www.mentalhealth.org.uk/explore-mental-health/a-z-topics/talking-your-gp-about-your-mental-health

157 https://www.mind.org.uk/news-campaigns/news/40-per-cent-of-all-gp-appointments-about-mental-health/

158 イギリスの社会保障制度には，そもそも介護保険がない．公的年金における介

social prescribing は，この非医療的業務から GP を解放することを目的とした施策である．非医療的業務を social prescriber に任せることで，医師たる GP がエッセンシャル・サービスを中心とする本来の医療的業務に集中することが意図されている．言い換えれば，イギリスにおける social prescribing は，GP が気安く便利使いされすぎているという問題に対して提案された解決策である．GP を便利使いしすぎるという問題は医療提供に余裕があれば表面化することもないのであろうが，医療アクセスが大きな社会問題となっているイギリスではかなり優先順位の高い課題だ．近時においては日本でも social prescribing (「社会的処方」と訳されることもある) の議論がなされることがあるが，日本での議論は医療側に患者の社会的背景への関心を持つことを求める趣旨となっていることが多い．令和5年版厚生労働白書でも「社会的処方」が紹介されたが，その中で「医療従事者が要介護者の社会生活面の課題にも目を向け，地域社会における様々な支援に結びつけることで，可能な限り居宅で日常生活を営むことへつながる」としている．医療者が，「患者のもつ多様な問題」に目を向けることは確かに重要であるが，そのような「社会的機能」によって「医療的機能」が圧排されることが

護者加算があるのみである（丸谷浩介「イギリスの公的・私的年金制度改革」『海外社会保障研究』169: 15-28）．また，サッチャー政権下では「民営化が年金や福祉サービスの領域にも及」んだとされる（武川正吾「特集：イギリスの社会保障──ニューレイバーの10年 趣旨」『海外社会保障研究』169: 2-3）．

159 "The sick factor: How to fix the NHS-Money will help. But a radical shift in focus is more important," *The Economist*, May 27th, 2023.

160 『令和5年厚生労働白書』第1部第3章第3節（4）医療機関 https://www.mhlw.go.jp/wp/hakusyo/kousei/22/dl/1-03.pdf

161 「高齢者の社会的リスクに関する基礎的調査研究事業」令和元年度老人保健事業推進費等補助金（老人保健健康増進等事業分）https://hitomachi-lab.com/official/wp-content/themes/hitomachi-lab/pdf/pdf03.pdf

あっては本末転倒というべきである．そのため，厚生労働白書が日本での「社会的処方」をイギリスでの"social prescribing"と横並びで記述することはミスリードであろう．少なくともイギリスのsocial prescribingと日本の社会的処方は，それが語られる文脈がかなり異なる点に注意が必要である．

　むしろ，イギリスのGPの実態，そしてその対応策としてのsocial prescribingが提示している問題を日本の文脈に置き換える場合，その本質を日本の救急搬送業務との相似で捉えることができる．1963年の消防法改正で救急搬送業務が法的に位置づけられて以降，搬送件数は当時の23倍まで増加した[162]．それによって，国民は「何かあったら119番に電話すればいい」という大きな安心感を得ることになった．しかし，それと同時に，地域の開業医も「何かあったら119番に電話してください」と簡単に言いすぎるようになったとの指摘がある[163]．そして今，救急車の適正利用が大きな課題となっている[162]．イギリスのGPの非医療的業務にせよ日本の救急搬送業務にせよ，問題となっているのは過剰消費による提供体制の疲弊と国民の安心という2者のトレードオフである．かかりつけ医機能（あるいはGP）に何を求めるのか，これをどう定義するのかという議論は，この緊張関係の均衡点を探る（あるいは両立を図る）試みである．イギリスのsocial prescribingがこれを非医療的ニーズから問うのに対し，日本の救急利用はこれを救急医療的ニーズから問うているのである．

　162　『平成21年版消防白書』https://www.fdma.go.jp/publication/hakusho/h21/cat1/cat1040/2295.html，『令和4年版消防白書』https://www.fdma.go.jp/publication/hakusho/r4/items/r4_gaiyou.pdf
　163　武田俊彦「かかりつけ医制度，薬価制度　その論点　レコーダ　医療経済フォーラム・ジャパン主催第110回定例研究会から」『社会保険旬報』2887．

では，GP業務の一方の辺縁がsocial prescribingにあるとすれば，もう一方の辺縁，つまり医療的限界はどこにあるのか．それが，すでにprimary careという用語の整理の中で述べたコミュニティサービス（community service）である．コミュニティサービスの形態は，入院病床のある病院，診療所，在宅，通所等があり多様である[164]．そしてそのサービスの内容は，primary careの医療的機能（つまり社会的機能や国民保健以外）から歯科／視力矯正と薬局とGPが担う領域を除いたものである．日本語の「コミュニティサービス」という語感からはやや想像しにくいが，コミュニティサービスは原則として医療的なサービスを指している．米澤ルミ子氏の講演では，脳梗塞後のリハビリ，神経難病，糖尿病が例示された．コミュニティサービスを大まかに言えば，急性期トラスト（病院）とGPの中間的な機能となる．NHS自身もこれを「中間的医療（Intermediate care）」と表現している[164]．しかし，糖尿病の管理はGPの仕事でもある．上述したように，GPの95％が算定するというQOFの評価項目として糖尿病診療のかなり細かい指標が設定されていることからもそれは明らかである．また，コン医師の講演では，比較的単純な糖尿病症例は看護師等の他職種が対応し，医師であるGPはコントロール不良の症例のみを診察すると説明された．そうすると，コミュニティサービスの対象となる糖尿病症例は，GPで診きれないようなさらに複雑な症例となるようにも思われる．確かにコミュニティサービスが病院で提供されている場合には，検査や治療の幅はGP診療よりも広がると考えられる．しかし，だからと言って（医師たる）GPで手に負えない複雑な症例だけがコミ

---

164 https://www.england.nhs.uk/community-health-services/what-are-community-health-services/

ュニティサービスの対象となるとも言い切れない．たとえば，NHS が例示するコミュニティサービスの内容として，専門看護師による糖尿病管理がある．つまり，コミュニティサービスとしての糖尿病管理も看護師の手に委ねられる場合があるのだ．このような事情を総合すると，GP とコミュニティサービスの間にはある程度の機能重複があると考えるべきだろう．実際のすみ分けは地域によっても変わるとされ，地域の実情に合わせて機能分化が図られるものと考えられる[165]．そして，とりわけこのコミュニティサービスの機能を，日本の文脈に置きなおして論じるときに注意しなければならないのが，コミュニティサービスの機能が日本的意味での「医療提供」にとどまらないという点だ[166]．すなわち，コミュニティサービスには，自宅に返そうにも返せない，しかし急性期トラストの対象ではない，という患者群の受け皿としての性質がある．これは，日本流に言えば，介護との連携である．そのような意味で，コミュニティサービスに本来期待されているのは，サービスの質的な意味での水平的な連携機能である．これは，GP と急性期トラストを繋ぐ"純粋な医療機能"という意味での垂直的な連携とは異なる機能だ．コミュニティサービスがこのような水平的連携機能を担うと想定されるのは，非医療的サービスを多分に内包する GP との接地面が大きいからだろう．別の言い方をすれば，GP が非医療的機能を担うことになった構造的要因，すなわち，公共サービスとしての介護・

---

165 The King's Fund の報告書でも "The precise range and configuration of services vary between local areas."（サービスの正確な幅や内容は地域によって異なる．）としている．https://www.kingsfund.org.uk/publications/community-health-services-explained

166 米澤ルミ子氏のセッションでも，GP と community trust の守備範囲は「地域によって違う」と説明された．

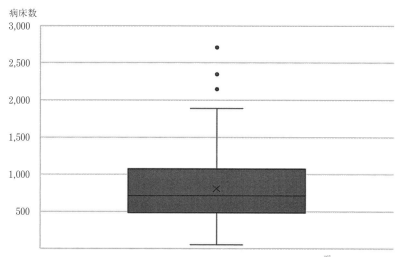

図12 England の acute trust（単科を除く）病床数分布[167]

ったが，この統計はナフィールド・トラストでの証言を大まかに裏付けるものである．要するにイギリスの病院あるいは病院群は日本に比べてかなり規模が大きい[169]．

　イギリスおいて，コロナによって待機患者がのっぴきならない問題となっていることをバックログというと先に紹介したが，その解決策の1つとしてバーチャルワード（virtual ward）というものがある（図13）．今回の訪問調査では，セント・マリーズ病院でその実践について詳しく聞いた．バーチャルワードとは，文字通り virtual（仮想の）な ward（病棟）という意味であるが，実際には患者の自宅のことを指す．入院患者の早期退院を促す取組の中で発案されたもので，従来であればまだ入院させていたはずの患者を早期に自宅に移動させ，その患者を遠隔で病院の職員（看護師が中心）が

169　1つの trust の中に，acute hospital だけでなく，単科病院や community service などの複数の施設がある場合もある．

78　第3章　3か国の"かかりつけ医制度"

- ケアはすべて、中央化されたハブのスタッフによって遠隔で行われ、患者への直接の接触はない。
- ハブには、職員が午前8時から午後8時まで、週7日間いる（現在のところ、24時間／週7日は要件ではない）。
- チームは看護師によって構成され、様々な臨床の職種と協働し、週7日の管理サポートと臨床的監視が組み込まれている。
- 詳細な業務標準手順書に基づくモニタリングとアセスメントが行われ、スタッフは専門的臨床家であることを要しない。
- 患者はなお元のトラストの医師の責任の下に置かれる（急性期またはコミュニティ）。
- 何かあれば、担当する医療チームに送られることになる（3段階プロセス）。時間外は緊急／救急番号対応となる。

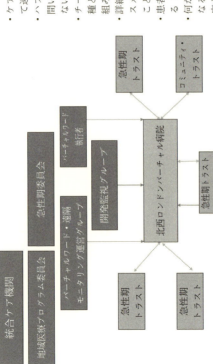

図13　ガバナンスとオペレーションの構造

モニターする．入院待機患者が多いイギリスにおいては，単なる早期退院の手段としてだけでなく，本来入院させるべき患者の管理としての機能もあるという．しかし，このような本来入院適応がある患者は，たとえ急性期病院に入院できなかったとしても，コミュニティサービスの入院機能で引き受けるべきであると思われる．それを，いきなり自宅に帰して（あるいは自宅に留めて），バーチャルワードとして遠隔でサービスを提供しなければならないのは，本来の入院機能がそれだけ破綻していることを示している．また，米澤ルミ子氏のセッションでは，脳卒中等の急性期を過ぎたあとのリハビリについて，急性期病院としては退院させてコミュニティサービスに移したくてもその受け手が見つからないために，バーチャルワードとして自宅でそれを行う，という具体例が示された．これは，かつて日本で盛んに言われた社会的入院に近い状態だといえる．病院の機能が患者のニーズに対してオーバースペックになっていても，その患者の引き受け手がなければオーバースペックのまま留め置くしかない．日本は介護保険を創設することでこの問題（のすべてではないにせよ）に対処したが，イギリスには介護保険もない．どうにかして，引き受け手を探さなければ溜まりに溜まった待機患者はいつまでたっても減らない．地域に帰すしかないが，GPは非医療的な業務に忙殺されている．コミュニティサービスも手薄だ．バーチャルワードの必要性は，このような状況の中で生まれたものである．

---

170 St. Mary's Hospital のセッションでのスライドを改変．ICTH は St. Mary's Hospital の trust である Imperial College Healthcare NHS Trust を指す．

社会保障が社会統合を阻む?

　バーチャルワードは,遠隔で患者をモニターし患者の自宅をあたかも病院のように見立てるもので,テクノロジーの発達の産物ともいえる.そうすると,バーチャルワードは,病院を中心に展開してきた従来の医療の発展形式を乗り越える新しい可能性を示しているようにも思える.しかし,そもそも本来病院で管理するべき状態の患者を,病床稼働率を上げる必要から無理やり自宅に帰すための次善の策という側面もある.たとえば,心臓手術を終えて間がない患者を,十分に状態が安定する前に自宅に帰すためにもバーチャルワードが使われる.その意味で,少なくともイギリスの文脈においては,バーチャルワードの本質は,本来あるべき医療の姿からの逸脱である.

　このような,逸脱はなぜ起こるのか.それは,そうせざるを得ないからである.つまり,それだけイギリスの医療提供体制が切迫していることを意味する.上述したように 5650 万人のイングランドで 750 万人の入院待機患者が発生しており,予定手術の待機期間が 100 週を超えることも珍しくない[171].そのような手術として例示されている股関節や膝関節の手術が 100 週,すなわち 2 年待ちだとすると患者が寝たきりとなるリスクはかなり高い.

　イギリス国民はそのような状態でも,おとなしく 2 年待つだろうか.もちろん,そうではない.経済的に余裕がある者は,NHS が提供する窓口負担のない医療をあきらめて,民間病院が提供する医療を求めることになる.実際に,イギリスでは NHS の支払い体系とは別個の民間病院が存在する.そして,その多くは,アメリカや

171　St. Mary's Hospital のヒアリングでは,2 年以上の長期待機患者を半減することが病院目標として掲げられていることが証言された.

中東を中心とする外国資本によって運営されている[172]．HCA（Hospital Corporation of America）は，テネシー州ナッシュビルに本社を置く世界最大の病院グループだが，1995年からイギリス市場に参入している[173]．ロンドンのロンドンブリッジ病院をはじめ大規模な急性期病院を展開しているが，HCAは，既に独占禁止規定の上限にかかり，ロンドンではこれ以上病床を増やせないまでに事業を成長させている．

　NHSを頼りにしていては予定手術を2年待たされるかもしれない患者にとって，このような民間病院の存在は，まさに救いの神であろう．しかし，民間病院のサービスを享受できるのは，その費用をカバーする民間医療保険に加入しているか，又は実費支払いが可能な比較的裕福な国民に限られる．イギリス全体で民間医療保険に加入している人の割合は（コロナ前までは）おおむね1割程度であり[174]，ロンドン市民に限ると2割であった[175]．窓口負担のない医療提供体制を誇るイギリスにおいて，このような民間医療保険の需要があるのは，それだけNHSの提供する医療に多くの国民が満足していないからだろう．この傾向は，コロナを経てなお顕著となっており，イギリス（UK）全体の民間保険加入割合は2022年12月には，22％に達したとのデータもある[177]．国民の不満を市場に変えて，民

172　HCAの他には，中東資本のCircle Healthや，元々中東資本で設立され後にイギリス資本に買収されたBUPA Cromwell Hospital等がある．
173　https://www.hcahealthcare.co.uk/about-hca-uk
174　https://www.statista.com/statistics/683451/population-covered-by-public-or-private-health-insurance-in-united-kingdom/
175　ロンドンブリッジ病院でのヒアリングでの証言に基づく．
176　民間病院で執刀する医師の多くは，NHSの医療機関にも籍を置いており，NHSでも執刀している．
177　Anna Fleck "Overburdened NHS pushes more Brits to go private," *Statista's*

間医療機関が業績を伸ばしているという構図が見て取れる．

　このことは，今後のイギリスの医療を考える上でかなり重要なポイントだ．まず，民間病院が行う手術と，NHS の病院（急性期 trust）が行う手術に大きな差はないとしても[176]，そのサービスにアクセスするための患者負担が大きく違うことになる．これは，1 つの社会で，同じサービスが，2 種類の値段で売られていることを意味する．このような一物二価の状況の中で，高い値段という経済的アクセシビリティの悪さが，サービスまでの期間とトレードオフになっており，同じ国に住みながら医療への実質的な門戸が大きく二分されることになっている．これは，NHS がもっとも重視する医療の平等という価値と真逆の事態である．

　しかし，750 万人もの入院待機患者を前にして，その一部を民間病院が引き受ければ，多少なりとも待機リストは短くなるのではないか．その意味で，民間病院にかかることができる"持てる者"はもちろんのこと，それができない"持たざる者"にとっても，民間病院の存在は福音となるとも思える．

　しかし，このような補完関係論には落とし穴がある．NHS が提供する医療サービスの市場と，民間病院のそれは独立しているようで，つながっている部分があるからだ．それは，労働市場である．つまり，民間病院で働く医療者も，イギリス国内での医療に従事する以上，イギリスでの公式の資格を要する．イギリスの医療者が，NHS 以外にも働き場所を持つことができ，しかもそちらの方の待遇がよければ，NHS ではなく民間病院に人材が流出することになる．実際，民間病院で働く医師は，NHS に正規のポジションを得

Consumer Insights, Feb 8, 2023.

ながら，非常勤として民間病院で働く者が多いという．ロンドンブリッジ病院でのヒアリングでも「通常は医師になって，NHS の常勤として勤務し始める．そして，キャリアを積んで，経験を生かして収入を増やしたいという医師は，NHS で3，4日勤務する以外にこちらでも診療する．」と説明された．そして，そうした医師の中から，「経験のある医師が，NHS に不満を持っていて，さらに収入を増やしたいと考えて，NHS よりも民間病院での勤務時間を増やしたり，NHS を辞めて民間病院だけで勤務するというケースも増えてきた．」とのことである．このような医師の中には，年収 100 万ポンド（1億8000万円）以上稼ぐ者も珍しくないとのことで[178]，NHS から民間病院への流れが起こるのは必然と言える．

　問題は，医師という職種の参入障壁が極めて高く，その供給には常に制限があるという点だ．旧植民地などのいわゆるコモンウェルスの国々から，イギリス本土に移民して来る医療人材が相当程度見込めるという特殊性は確かにあるとしても[179]，原則的にはイギリスで働く医師はイギリス国内で，公的費用を投じて養成される．それにも拘わらず，国内の医師が，NHS というすべての国民のための医療提供を担当せず，全体の1割から2割程度の医療を担う民間病院にかなりの部分取られることになっている．このことは，ただでさえ人口あたりの病床数が日本の5分の1以下しかない脆弱な医療提供体制を鑑みると，大きな問題になる．ポストコロナのイギリスの病院医療は，750 万人の入院待機患者をどんどん捌いていかなければならないという課題に直面している．そのような中で，医療人材

---

[178] 1ポンド＝180円として．
[179] 英語を母語とする言語障壁の低さ故に，イギリス国内で養成された医療人材が，北米やニュージーランド，オーストラリア等に流出するという逆の現象もある．

が民間病院に流れることは，雪かきのスコップが一部で買い占められて，多くの場所で雪かきできなくなるのと同じである．

　社会保障が営む重要な機能の1つに，社会統合（solidarity）がある．近代以降の国家においては，その構成員たる国民が，「同じ社会の一員である」と思えるという事が極めて重要な意味を持ってきた．そして，生命・身体という，根源的な基盤についての安心は，皆が今日を昨日と同じように，明日が今日と同じように過ごせるという我々の日常を支える不可欠の前提である．その安心を，個人の責任とするのではなく，社会の責任において提供することで，個人は社会とのつながりを持つことができる．NHSが戦後のイギリス社会において，平等の理念を掲げて国民に医療給付を約束してきたのも，solidarityを中心的な目的としたからに他ならない[180,181,182]．しかし，とりわけコロナ後のNHSの機能不全と，それを肥しとした民間病院の成長を見ると，社会保障自体が社会の分断の契機にもなりうるという危うさを内包していることに，今更のように気づかされる．このような事態にイギリスがどのように対処するのか，今後のかじ取りが容易ではないと考えられるだけに，注視する必要がある．

社会保障機能の分離主義と統合主義

　イギリスの医療提供体制を概観すると，（年金は別論として）社会保障そのものの構成要素が日本と違うことに気づく．日本では，少

180　https://www.ncbi.nlm.nih.gov/pmc/articles/PMC4429814/pdf/13584_2014_Article_151.pdf
181　https://assets.publishing.service.gov.uk/media/5a7c5299e5274a2041cf33af/dh_117794.pdf
182　https://sochealth.co.uk/2023/06/09/the-nhs-a-shining-jewel-of-social-solidarity/

なくとも医療，介護，福祉は一応の区別がなされて理解されているし，その区別の下で提供されている．介護は，1990年代の立法を通して医療から独立する形で切り取られたものだが，今日では医療とは別のニーズに対するサービスであることが広く一般国民にも浸透している．その上で，日本における介護は，個人が市場からサービスを買ったり家族内で対処するだけのものではなく，その給付（の少なくとも基礎的部分）を社会の責任として担うべき対象であることが自明視されるに至っている．また，子育てや生活困窮者対策は一般的には福祉に包含するものとして，医療とは別の機能である．もっとも，1990年代後半からひきこもりという現象が注目されるようになり[184]（その問題をいち早く社会に提示したのは精神科の医師らだったが[185]）20年以上たって孤独対策として本格的に政策の対象とされるようになった[186]．このように，要素ごとに見れば「医療」，「介護」，「福祉」の内容自体が少しずつ変容してはいるものの，年金以外の社会保障の中身はおおむねこの3要素に区画されているといえる．そして，この3つは，単に概念上分離されているだけでなく，3つともが，公的な枠組で提供されるべきもの（それが十分であるか否かについて議論が尽きることはないとしても）として位置づけられている．その意味で日本の社会保障は分離主義を基本としているといえる．

---

183 https://www.shugiin.go.jp/internet/itdb_housei.nsf/html/houritsu/14119971217123.htm
184 境泉洋「ひきこもり概念の形成史」『こころの医療と支援——ひきこもりに出会ったら』中外医学社，2012年．
185 斎藤環『社会的ひきこもり——終わらない思春期』PHP出版，1998年．
186 孤独・孤立対策担当大臣が初めて置かれたのは2021年2月（菅義偉内閣における坂本哲史大臣）．

もっとも，日本では，2010年代以降，これら相互の連携が行政施策の中で盛んに謳われるようになってきた．このような連携が政策課題として認識されるようになったのは，高齢化によって複合的ニーズを持った住民が急増することが予測され，また，実際に急増し始めたためである．この制度間連携という方向性は，地域包括ケアシステムという形で具体化され，その枠組みの中で，医療，介護，福祉の統合が図られている．そして，現在では，地域包括ケアシステムの対象は高齢者のみならず，子育て，障がい者支援，ひきこもり等の居場所対策といったところにまで拡大している．これは，地域包括ケアシステムが，その上位概念として地域共生社会を冠する形で深化したものであることを示している．かつて介護という新しいニーズ（サービスの必要性）が社会に認知され，定着していったように，地域包括ケアシステムもこれからの日本の社会保障制度の枠組みとして根付きつつある．こうしてみると，日本の社会保障は，求められるサービスの質に応じて，その内容を要素分解する"分離主義"を基本としながらも，それらの連携にも目配りした"統合主義"の流れの中にあると見ることができる．[187,188]

　しかし，このような分離主義を出発点とするという原則は，普遍

---

[187] 「誰もが支え合う地域の構築に向けた福祉サービスの実現――新たな時代に対応した福祉の提供ビジョン」厚生労働省 新たな福祉サービスのシステム等のあり方検討プロジェクトチーム，2015年9月17日．(https://www.mhlw.go.jp/file/05-Shingikai-12201000-Shakaiengokyokushougaihokenfukushibu-Kikakuka/bijon.pdf)

[188] 「「地域共生社会」の実現に向けて」（当面の改革工程）厚生労働省「我が事・丸ごと」地域共生社会実現本部，2017年2月7日 (https://www.mhlw.go.jp/file/04-Houdouhappyou-12601000-Seisakutoukatsukan-Sanjikanshitsu_Shakaihoshoutantou/0000150632.pdf)

的ではない．イギリスでは，未だ"介護"というニーズがはっきりと医療から分離されていない．これといった病気があるわけではないが足腰が立たなくなったとか，軽度認知障害レベルでも独居がおぼつかないといった高齢者が何らかの理由で急性期病院に入院した場合に，そもそもの入院原因となった疾患が治癒してからも自宅に帰せないという理由で入院が長引くことがある．日本の立場から見れば，「それって介護だよね」ということになるが，介護を明確に医療から別物として切り出すという作業が意識的になされないと，そういうニーズがあるということ自体をなかなか認識できない．また，福祉の受け皿の脆弱性を反映してか，窓口払いがない医療（GPやトラストの救急外来）に住宅の相談や，雇用の問題，さみしくてとてもやりきれないといった悩みが持ち込まれることになる．このような"医療っぽくないニーズ"でイギリスのかかりつけ医たるGPが忙殺される事態が発生しているのは既に述べたところだが，これは，何もかもを「医療」に放り込んだ"歪な統合主義"だといえる．そもそも，GPに寄せられる医療っぽくない相談事に対処することを，わざわざsocial prescribing（日本流に言えば生活支援）[189]という医療の語彙で表現しているところに，如何に彼らが「医療」の枠組の中でしか物事を認識していないかが表れている．

　イギリスの医療提供のあり様をまとめると，一方で非医療的受診理由や精神的問題に労力を割かざるを得ないGPの実態があり，他方で高度な急性期医療に特化した大規模な急性期トラスト（病院）

---

189 イギリス政府も関与しているNational Academy for Social Prescribingが発行している"Social prescribing arround the world"という資料（https://socialprescribingacademy.org.uk/media/4lbdy5ip/social-prescribing-around-the-world.pdf）によれば，日本における類似概念は"Seikatsu Shien"であると紹介されている．

がある.そして,本来この2者をつなぐはずのコミュニティサービスが不十分であり,バーチャルワードという裏技[190]を要するまでになっている.イギリスの医療提供体制は,かかりつけ医機能と急性期医療の明確な分離と,その機能分断・隔絶の中でかなり困難な状況に陥っている.新しい制度である統合ケアシステムは,GPのみならず急性期トラストを含めた多様な医療提供者(provider)が参画するものであり,この仕組みの中で,現在の機能分断が解消されることが期待されている.しかし,これはいわば「医療」の枠の中での統合を目指すものであり,垂直的な連携である.その「医療」の中に,「介護」や「福祉」のニーズが包含されたままの姿で,はたして社会保障全体が機能するのかは"歪な統合主義"の行きつくところとして大変に興味深い.

ドイツのハウスアルツト(Hausarzt)

医療文化としてのかかりつけ医

　ドイツの"かかりつけ医"について検討する.ドイツにはそもそも,かかりつけ医制度,すなわち全住民に対する登録義務の対象としてのかかりつけ医という存在がない.家庭医中心医療制度(Hausarztzentrierte Versorgung)というイギリスのGPのようなゲートキーパー機能を持ったかかりつけ医の制度はあるが,この制度に参加するか否かはあくまで患者・医師共に自由である.そのため,ドイツの医療制度全体から見れば,家庭医中心医療制度はあくまで補完的制度にとどまる.また,ドイツにもHausarzt(ハウスアルツ

190　入院が必要な患者を物理的に自宅に帰すのは裏技というより反則技と言うべきかもしれない.

ト)というかかりつけ医の対応概念はある．しかし，これは需要計画という名の計画配置制度上の資格である．需要計画は，一定の規模の地域ごとに[191]，その地域内の住民の数に応じた適正配置数を定めたものだ．適正人数は制度の変更で時々変わるが[192]，Hausarzt の場合，現在は住人1607人に1人が配置されるように計画されている．このような計画配置制度の下で，Hausarzt に限らず，すべての診療科について基礎単位となる地域の大きさと住民の数が決められる．もっとも，住民はそのような配置や地域区画にはまったく縛られず，地域外の各科外来開業医を自由に受診できる．したがって，需要計画は受診する側への規制ではなく医療を提供する側への規制といえる．

　ドイツの住民の多くは特定のかかりつけ医を持っているとされるが[193]，かかりつけ医を選ぶかどうかは任意であり，選ぶ場合でも原則的に特別の契約や登録はない[194]．かかりつけ医を持たずに，必要な時に受診する Hausarzt を選ぶことも制度上は可能だ．Hausarzt は「かかりつけ医」の対応概念ではあるが，それは登録義務に基礎づけられた制度的役割ではなく，いわばドイツの医療文化に根差した実態である．

191　面積だけでなく，「中心地とその周辺地域」を単位として区切られている．
192　連邦保険医協会のヒアリングでは，計画配置ガイドラインが2012年及び2019年に変更されたと説明された．
193　厚生労働省の資料（https://www.mhlw.go.jp/shingi/2007/06/dl/s0621-6c_0006.pdf）では，国民の9割がかかりつけ医を持っているとされている．
194　厳密に言えば，家庭医中心医療制度（Hausarztzentrierte Versorgung）があり，この場合は保険上の契約となる．しかし，家庭医中心医療制度に参加するかどうかは患者・医師共に任意である．

需要計画

　需要計画という制度には，開業権のコントロールという側面があることにも注意が必要だ．たとえば，ベルリンのある地区で開業できる小児科の数は最大で〇〇人まで，といった具合に決められる．都市部での開業を希望する医師が多いため，都市部では常に飽和しているという．新規に人気エリアで開業しようとしても，その診療科のスポットが空かない限りその地域でその診療科を開業することはできない．かかりつけ医（Hausarzt）は様々ある診療科の1つであり，これ自体が一個の専門領域として位置づけられている．そして，そこで求められている機能はおおむね日本でイメージされるかかりつけ医機能と同じである．幅広い年代の，幅広い疾患に対応し，必要に応じて専門医や病院へ患者を紹介する．かかりつけ医を含む各専門医資格は，その資格ごとに有資格者でなければ公的医療保険に対して診療報酬請求ができないものがある．また，このような診療報酬請求の制限は，単に各専門医の資格の有無によって規制されるのみならず，保険医協会等が主催する研修への参加等によっても細かく規制されている[195]．

　また，需要計画の下での開業権は，一身専属的権利である．言い換えれば相続や譲渡の対象ではない．そのため，ある開業医が自身の診療所の不動産や，スタッフとの雇用契約上の地位や，備え付けてある医療機器や，場合によっては患者情報を誰かに譲渡したとしても，それはそのモノ・ヒト・情報の譲渡でしかない．それらのモノやヒトを使って，その診療科を開業できるかは別の問題だ．このような中では親子承継が原則として成立しない．もっとも，開業権

---

[195] ドイツのかかりつけ医診療所にヒアリングでは，緩和ケアの診療報酬請求の要件として一定の研修を受けることが求められる旨，証言されていた．

のスポットに常に空きがあるようなあまり人気のない地域では上記のモノ・ヒト・情報の譲渡は実質的な事業譲渡（あるいは相続）になりえる．

　この需要計画という制度の（少なくとも）第一義的趣旨は，地域における医師の過剰供給を防ぐ点にある．しかし，ある地域で開業できなければ，開業を望む医師は他の地域で開業するしかなくなる．そのため，需要計画の反射的効果として開業医の均等な配置（悉皆性確保）が期待されているともいえる．過剰供給防止と悉皆性確保は同じコインの表裏の関係にあるからだ．

　親子承継が一般的ではないドイツの開業医は，引退する時に保険医協会を通じて後継者を公募するのが通例である．そして，新たに開業権を取得した後継の医師は，患者情報，建物，設備を買う（または借りる）．ここでいう患者情報は一種の暖簾代に相当する．これには多額の費用がかかるため，若い医師たちはこれを敬遠し，開業を躊躇しがちになる．また，人気エリアではほぼ常に開業医が飽和しているため，多くの場合，都市部での開業は実質的に困難となる．[196] そのため，都市部での生活を優先すれば，近隣の周辺地域で開業するか，開業ではなく勤務医を選択するということになる．[197] これらの理由から，田舎を中心にかかりつけ医の新規参入は進まず，かかりつけ医の高齢化が進んでいる．そして，その帰結として，かかりつけ医の全体数も減少しており，今後も減少し続ける見込みとなっている．[198, 199]

196　どうしても人気エリアで開業したい場合は，待機することになる．
197　ただし，Hausarztは診療所での勤務が想定された専門性であり，専門性に応じて養成課程が厳格に分けられているドイツでは，勤務医と開業医の流動性は日本ほど高くない．
198　https://www.mdpi.com/2673-5172/4/3/56

もっとも，少なくとも現時点では，ドイツのかかりつけ医配置はかなりうまくいっている．連邦保険医協会の資料によれば，90％の国民にとって車で9.2分以内の距離にかかりつけ医の診療所がある[200]．かかりつけ医の全体数が減少しているにも関わらず，ドイツで良好にかかりつけ医へのアクセスが確保されているのは，需要計画によって，過度な偏在が防止されたためとみることができる．

　このように，需要計画には，かかりつけ医のユニバーサルな確保に関して，全体の新規参入者を減少させる作用（総数減少作用）と，現存の人的資源を効率的に配置するという作用（配分作用）の2つの側面がある．外来医療の悉皆制確保はこの2つの対立する作用のバランスによって決まる．

　そして，両者のバランスには種々の要因が複雑に影響する．たとえば，他の診療分野・診療形態との比較の中で，かかりつけ医の仕事が相対的にどれぐらい魅力的かは，明らかにこの新規参入者の総数に影響を与える．かかりつけ医の仕事が魅力的なものだと見なされれば見なされるほど希望者は増え，そこに需要計画の配分作用が加わることで悉皆性確保は進む．また，一般に都市部に比べて過疎地での開業は人気がない．当然ながら，ドイツにもそれを補うための補助金政策がある．このような仕事そのものの魅力やそれを調整する補助金政策等は需要計画の配分作用・総数減少作用を検討する以前の所与の条件である．

　かかりつけ医という仕事の魅力や田舎の不人気及びその改善策は，需要計画の開業制限とは直接の関係がない．言い換えれば，これら

199　https://www.bosch-stiftung.de/sites/default/files/publications/pdf/2021-05/Studie_Primaerversorgung_Gesundheitszentren-fuer-Deutschland.pdf
200　連邦保険医協会のセッションでの資料による．

ドイツのハウスアルツト（Hausarzt） 93

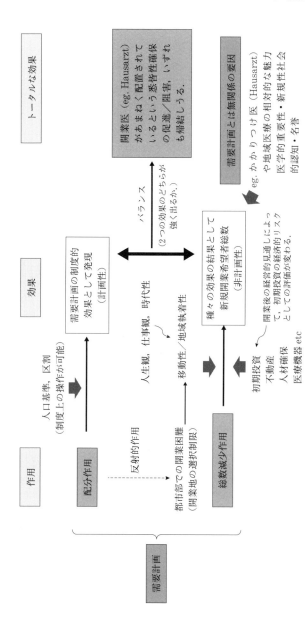

図14 需要計画の作用，効果，トータルな効果とそれに影響する要因

出典：筆者作成．

の要素は需要計画以前の前提であり，かかりつけ医のあまねし確保に重要であることは需要計画制度のない日本でも同じだ．

では，需要計画のトータルの効果を決定づける制度特異的な要因とは何であろうか．それを抽象的・理論的に考えるうえで，上記に挙げた需要計画の 2 つの作用ごとに検討することが有用だ．確かに需要計画という制度の特徴は配分作用にあるといえる．しかし，配分作用は制度そのものの帰結であって，作用の出方が社会状況に依存するということはあまりない．配分作用がどの地域にどのぐらい及ぶかは，純粋に人口基準とエリアの区割りに依存する問題だ．つまり，需要計画の「計画」たるゆえんは，配分作用にある．

むしろ，需要計画という制度のトータルの効果を実質的に左右するのは，総数減少作用如何である．その前提として，需要計画という制度によって，開業そのものの初期投資について，相続による回避が多くの場合不可となるという点が重要だ．初期投資は，不動産価格や賃料，人材確保，医療機器の導入等多岐にわたり，その時々の社会的事情にかなり影響を受ける．そして，初期投資のリスク的意義をどのように評価するのかは，開業後の経営的見通しによっても変わる．経済的リスク分散作用のあるグループ・プラクティス（共同診療所）の一般化や立地条件はこのような見通しに当然影響する．また，開業可能な地域が遠隔地になりがちであるという要素の総数減少作用への影響も，時代ごとの社会情勢，生活観，仕事観，生き方観を強く反映する．ふるさとへの執着は，時代や世代によって変わりうる．需要計画の総数減少作用の出方は，このような種々の要因に応じてある程度振れ幅がある．そのため，配分作用と総数減少作用のバランスは，実質的には総数減少作用の出方で決まる．以上を図式化すると図 14 のようになる．

それがゆえに，需要計画という同じ制度の下であっても，現在の充足が，将来の充足を約束しない．需要計画の区割りや人口基準が適宜変更されるのは，総数減少作用の出方が「計画」できないものであることを示している．仮に，日本における需要計画の導入を検討するとしても，この点は非常に重要である．なぜなら，需要計画の本質が配分作用にのみあるのではなく総数への影響と密接に関連していることを示しているからだ．OECDデータによれば人口1000人あたりの医師数は，日本の2.6人に対して，ドイツは4.5人である[201]．このような人的インフラの違いを無視して，需要計画の「計画」の部分だけを見て，「計画できない」要素を無視することになれば，医療提供体制に重大な混乱をもたらすことになるだろう．

ドイツの診療所の実態

　今回の訪問調査では，実際のかかりつけ医（Hausarzt）の診療所も訪問した．ドイツの診療所を実際に訪問すると，日本との大きな違いが2つあることに気づく．1つは，診療所に看護師がいないことだ．我々が訪問した診療所の場合，医師2人（夫婦）の他には，医療専門職（Medizinische Fachangestellte）と呼ばれる職種が2人いるのみであった．この医療専門職は，職業訓練校で3年間の専門教育を受けて得られる資格で，診療所での事務作業に加えて医師の責任の下，注射や各種の検査を単独で行うことができる．この点でドイツの（または日本の）看護師と大きく変わらない．教育期間が3年というのもドイツでの看護師と同じである．3年間の教育のうち，事務作業に関連した経営や法律等を学ぶ分，医学的理論を学ぶ

201　https://www.oecd.org/els/health-systems/health-data.htm

時間は短くなり，また病院で研修をしないため，患者と直接接する実務の経験が欠けることになる．追加教育を受ければ，医師から権限の移譲を受けて単独で往診に行くことや，褥瘡の処置等を行うこ[202, 203]ともできる．[204]ただし，医療専門職は病院では，通常は看護師と同様の職務内容を担うことはない．この点では，日本の准看護師とも違うといえる．ドイツの医療専門職が病院で働く場合は，各種検査，記録，又はコーディネーション的職務を担うことが多いとされる．

　ドイツの診療所ですぐに気づくもう1つの違いは，レントゲン撮影機がないことだ．単純写真（あるいはその他の画像検査）が必要な場合は，放射線科開業医へ患者を紹介する．血液検査も採血までは診療所で（通常は医療専門職によって）行われるが，検査自体は外注になる．かかりつけ医が検査が必要と判断した場合，それを引き受ける機関に紹介して，その結果を後でかかりつけ医が収集して診断を下す．このような診療スタイルは，ある程度の診療が1つの診療所で完結する日本の診療と大きく異なる．なにより，患者にとっては複数の場所に出向く必要があるため不便である．しかし，ドイツのかかりつけ医がそのような外注依存的な診療をすることは，医療提供体制全体の前提となっており，各科の配置基準もこれを想定して定められている．そのため，この変更は容易ではない．

202　https://www.verah.de/
203　https://www.medi-karriere.de/medizinische-berufe/medizinische-fachangestellte/
204　https://www.bundesaerztekammer.de/fileadmin/user_upload/_old-files/downloads/pdf-Ordner/MFA/Muster-FB-Curr_MedFachangest_AssistenzWundmanagement_Stand_2020-1._Auflage.pdf

フランスの MT（médecin traitant）

MT 不足と多職種連携・他職種タスクシフト

　フランスには，登録義務のあるかかりつけ医制度がある[205]．この制度のかかりつけ医を médecin traitant（MT）といい，イギリスの GP に対応する役割である．住人は登録している MT での受診あるいはその MT からの紹介による受診については自己負担が3割で済むが，それ以外の医師を受診すれば自己負担は7割となる[206]．MT は制度上は総合医（médecin généraliste）に限られない．なお，婦人科医，眼科医，歯科医あるいは小児科医については，MT による紹介なしに受診しても自己負担増額の対象にはならない．これは，イギリスの GP が担う primary care 及び general practice の範囲よりもフランスの MT が担う範囲が少し狭いことを示している．

　また，フランスの外来診療は，患者がいったん窓口で全額を支払い，後日自己負担分以外（つまり保険給付対象分）の払い戻しを受けるという償還制である．この制度について，「第三者払いにしないのはなぜか．その方が患者には便利だ．」という我々の問いに対して，メゾン・ド・サンテの MT は「第三者支払いは受け入れられない．患者からの直接払いがいい．カード決済もできる．医師側

205　Code de la sécurité sociale Article L.162-5-3　https://www.legifrance.gouv.fr/codes/article_lc/LEGIARTI000043499910#:~:text=Version%20en%20vigueur%20depuis%20le%2014%20mai%202021,Modifi%C3%A9%20par%20Ordonnance&text=Afin%20de%20favoriser%20la%20coordination,'accord%20de%20celui%2Dci．

206　自己負担分をカバーするための補足的保険として mutuelles（ミューチュエル）と呼ばれる共済組合保険等があり国民の 95％以上が加入しているとされているが，MT 以外の受診の場合はこの補足的保険の適用も原則認められない．

に煩雑な保険請求業務が発生するし，保険資格の確認等も必要になる．さらに，保険が支払いに介在すると診療内容をコントロールされたり，何かを理由に支払われなくなる可能性もある．その日診た患者はその日に直接全額支払いで医療機関に支払い，保険のカバー分は患者が保険より償還を受ける形がいい．患者が自分の財布から一時的にでも出費する事によって，社会化された医療費への責任感も生まれ，教育効果もある．」と答えた．

　メゾン・ド・サンテという緩やかな枠組みに所属しているとはいえ，MT が独立開業でありながら事務員を1人も雇わずにやっていけるのは，償還制であるからこそだ．償還の手間を患者側が負担する代わりに，医療のアドミニストレイションコストを軽減できるという利点はありそうだ．しかし，手持ちの支払い能力がなければ受診しづらくなるという患者側の不利益は日本的な価値判断に立てば看過しがたいようにも思われる．費用を意識する契機が担保される分，患者が医療サービスの必要性を熟考するであろうという「教育効果」も確かに否定できないが，それが行き過ぎれば受診抑制に繋がりかねず教育効果を強調し過ぎるべきではない．また，疾病金庫が支払いを拒否した場合の交渉を患者自身が行わなければならないとすると，医療について知識のない患者が情報の非対称性から不利に扱われることになり得るし，そもそも医療給付の内容は患者が決定するわけでもないので公平の観点からも問題が多いように思える．逆に支払い側が給付の可否を一切交渉できないとすると，医療給付の質を担保するという保険診療としての機能が失われることになり，これもまた妥当ではない．このように，現行のフランスの外来診療で採用されている償還払いには問題が多いように思える．実際，2016年には第三者払い方式への変更のための法改正が試みられた．

しかし，これも医師側の反対で，出産，慢性的疾病（ALD：Affection Longue Durée）[207]等に限定されたという[208]．

このフランスの医師らの償還制への強いこだわりは，フランスのかかりつけ医制度が実質的には人頭払いになっていないことの反映でもある．そもそも，フランスのかかりつけ医（MT）が登録者1人あたりで受け取る固定報酬は年間5ユーロである．これはその患者の健康管理をこの予算の中で行うための予算と言うにはあまりに少ない．支払い側である全国疾病保険金庫（CNAM）のヒアリングでは，「登録管理料」と表現された．外来診療の診療報酬自体は検査や技術料込みで26.5ユーロと決まっているのでこの点では包括的だが[209]，受診の度にこの報酬が発生するので，日本の地域包括診療料・加算の適用範囲を拡大したような体系といえる．

このフランスの事情は，かかりつけ医登録義務があるという点で共通するイギリスのGPへの報酬支払いシステムと対照的である．そもそもイギリスでは，患者は窓口払いがないので，支払いの問題に巻き込まれる余地がない．NHSからGPへの支払いも原則として受診やサービスごとに発生するわけではなく，人頭払いで登録者1人あたり年間約100ポンドの予算が自動的に支払われている．こ

---

207 重度又は慢性的な疾患で，とくに高額な治療が必要となるもの．クローン病，I型糖尿病，HIV感染など30の疾患が定められている．https://www.ameli.fr/assure/droits-demarches/maladie-accident-hospitalisation/affection-longue-duree-ald/affection-longue-duree-maladie-chronique

208 https://www.legifrance.gouv.fr/loda/id/JORFTEXT000031912641?init=true&page=1&query=LOI+n%C2%B0+2016-41+du+26+janvier+2016+de+modernisation&searchField=ALL&tab_selection=all

209 CPTSのセッションでは，25ユーロと証言されたが，2023年秋の改訂で26.5ユーロとなった．https://www.ameli.fr/assure/actualistes/tarifs-des-consulatations-medicales-ce-qui-change-au-ler-novembre

の構造のみに着目していていえば，サービスの給付に積極的になりにくい支払いシステムといえる．もちろんイギリスでも準市場（quasi-market）の中でGPも選ばれる存在になっているし，上記にみたように品質成果フレームワーク（QOF）や強化サービスの評価システムが組み込まれており，単にGPが法定代理人のような立場で父権的にサービス内容を差配している訳ではない．よく知られているとおり，サッチャー政権以降，プロバイダー／コミッショナーの分離という方向性の制度改正が進められてきたのは確かだ．しかし，それでもイギリスのGPを中心としたかかりつけ医制度は，日本のような出来高払い制度は言うに及ばずフランスのようなかかりつけ医制度の国と比べても予算保持の要素が強い．

また，フランスのかかりつけ医制度に関連して，近時の目立った動きとしては，いわゆる多職種連携／他職種へのタスクシフトがある．今回の訪問調査では，多職種連携の象徴ともいうべきCPTS（Communautés Professionnelles Territoriales de Santé）へのヒアリングも行った．CPTSとは，一定の地域内の総合医（médecin généraliste）等の多様な医療職の集まりである．具体的には，医師だけでなく（医師よりもむしろ），看護師，助産師，薬剤師等が参加することが想定されている．地域の区分はARS（Agence Regional de Santé，地方保健庁）という行政機関が決定しており，たとえば216万人の人口を抱えるパリ市は，20の区に分けられているところ，おおむね1つの区がCPTSの単位地域として想定されている．CPTSの役割は，孤立しがちな開業医や他の開業専門職に情報交換[210]の場を提供し，コミュニティを作ることとされている．しかし，そ

---

210 フランスでは看護師，助産師，理学療法士らも独立開業する．

れよりも重要なことは何と言ってもそれ自体が医療提供機能を持っ[211]ていることである．CPTSでの診療提供の流れの例を挙げると以下のようになる[212]．

1　咽頭痛を訴える患者がCPTSを受診する．
2　CPTSの薬剤師ないしはIPA（Infirmier/Infirmière de Pratique Avancée）が診察する[213]．
3　溶連菌の迅速検査を行う．
4　陰性であればアセトアミノフェンを処方して終了．
5　溶連菌検査陽性なら連携を組んでいる総合医に患者を送る．

このCPTSでの（あるいはそれを介した）他職種による診療提供は「良性」の疾患に限られ，プロトコールによって手順が決められているが，プロトコールをどのように修正して運用するかは連携を組む医師との事前の取り決めによる．上記の咽頭痛の例であれば，「白苔が認められれば，検査せずに医師の診察に回す」などがあり得る．他にも女性の膀胱炎症状等に対するプロトコールもあり，その場合は抗生剤まで医師の診察を経ることなく処方されることもある[214]．従来は，どの検査を，どの患者に行い，その結果をどう解釈し

211　les protocoles de coopération（協力プロトコール）という．https://sante.gouv.fr/professionnels/gerer-un-etablissement-de-sante-medico-social/cooperations/cooperation-entre-professionnels-de-sante/article/les-protocoles-de-cooperation
212　https://tvvendee.fr/plus-info/le-de-linfo-protocole-de-prise-en-charge-des-angines/
213　ナース・プラクティショナー．
214　CPTSでのヒアリングでは「疑問がある時以外は，医師にはとくに電話しないで薬を出す．」と証言した．また，膀胱炎については年に3回以上繰り返しているような症例の場合，簡易検査による処方は許されないという歯止めがある．

て，どの薬を処方するという「診断」及び「治療決定」は医師にしか許されてこなかった．CPTS は，これを多職種連携という枠組みの中で，プロトコールに基づくという条件の下，医師以外の他職種に認めるタスクシフトにその本質がある．

　しかし，今回取材した限りこの取組は十分に軌道に乗っているとは言えない．訪問先の CPTS の責任者（directeur）[215]は，9 か月間の診療実績として「300 人を超え」たと説明しており，患者は 1 日に多くて数人というレベルだと思われる．さらに，医療者の反応も芳しくないようだ．地域内に 35 ある薬局のうち 17 の薬局は CPTS そのものへの参加についての契約はしているものの，肝心の「協力プロトコール」に参加している薬剤師は 3 人しかいないという．処方まで含めた裁量が与えられることについて，積極的な者とそうではない者，あるいは現時点では様子見をしている者がいるということのようだ．訪問先の CPTS の責任者は，このような状況を嘆きつつも，「ワクチン接種を薬局で始めた時も，薬剤師の多くは怖くてすぐには手を挙げなかった．……今はほぼ半分以上の薬剤師がワクチン接種を行っている．」と今後の広がりに期待を寄せていた．

　現時点で，「協力プロトコール」に参画する医師以外の他職種が少ない原因としては，裁量拡大に対する他職種自身の躊躇の他に，経済的メリットが大きくないことも考えられる．上述したように，フランスの一般診療の診療報酬は 26.5 ユーロと決まっている．これは CPTS でも同様で，たとえば薬剤師が治療プロトコールに参加する場合，この 26.5 ユーロを監督役として連携を組む医師と分け合う．その配分は，当事者の取り決めに委ねられており，ただで

215　この directeur は地域内に薬局を開業している薬剤師であった．

さえ少額の診療報酬を半分ないし3分の2取ったところで、この協力プロトコールで診療する患者の数が相当多くなければ収入源としては見込めない．薬剤費は別取りではあるものの、検査等の材料は持ち出しとなることを考えれば、報酬上のメリットはほとんどないだろう．CPTS はフランス政府の肝いり政策ではあるが、今の診療報酬規模であれば、これ以上の広がりは困難であろうと予測される[217]．

多職種連携／他職種タスクシフトに関連して、CPTS と並んで大きなテーマとなっているのがいわゆるナース・プラクティショナーである．フランス語では infirmier/infirmière de pratique avancée（IPA）という．医師の指示を受けずに一定の検査や処方を含めた診療権限を看護師を基本資格とする者に付与するというのが IPA の制度趣旨であり、この IPA の資格自体は2016年に CPTS と同時に創設されていた[218]．しかし、その権限や実際のその権限を行使できる場が強く限定されていたため2022年夏の時点で1700名しか活動していなかった[219]．このような IPA の広がりを不十分として、2022年10月18日にステファニー・リスト議員他[220]によって新たな法案が提出された．この法案は、修正を加えて2023年1月19日に国民議会で初読され、その後2023年2月14日に上院

---

216 日本の200床以上の病院での再診料である外来診療料に尿検査、血液検査、創傷処置等が包括されるのと同様である．ただし、日本の場合は、200床以上での再診のみこの包括がなされるため（https://www.mhlw.go.jp/content/12404000/000907834.pdf）、むしろ、診療所や中小病院の外来診療に誘導するための報酬制度といえる．

217 フランス医師会のセッションでも経済的魅力が少ないので進んでいない旨の証言があった．

218 https://sante.gouv.fr/IMG/pdf/280116_dp_loi-de-sante.pdf

219 https://www.vie-publique.fr/loi/288203-acces-aux-soins-loi-rist-du-19-mai-2023

220 公立病院のリウマチ専門医出身の政治家．

で採択された．そして最終版の法案が同年4月6日に合同委員会で合意に達し，5月9日に上院（le Sénat）で，翌10日に国民議会（下院，l'Assemblée nationale）で採択された[221]．法案提出者にちなんでリスト法と呼ばれている．

　このような動きに対して，フランス医師会は当然に猛反発した．2022年冬には医師会として初めて街頭活動まで行ったという．フランスの医師会は強制加入団体ということもあり，このような政治行動を取ることは極めて異例だ．今回の訪問調査のフランス医師会のセッションでとくに強調されたのは，診療における「診断」という要素が医師に与えられた重要な権限であるという点だ．メゾン・ド・サンテのかかりつけ医（MT）も，「診断」は医師という職務を基礎づける権限であり医師を医師たる者として他職種から画するものであるという日本側の主張に強く同意していた．

　その一方で，メゾン・ド・サンテの一部の医師や民間救急病院の幹部からは，IPAを容認する発言があったことも事実だ．しかしその発言を丁寧にみると，「IPAの仕事は何かを特定して話すことが重要だ．許可される仕事内容は，情報提示・予防・検査だ．それならばいい．我々にはそれらすべてをする時間はない．」としており，独立的に診断することや，まして独立開業することを許容する趣旨ではないことが分かる．民間救急病院の幹部が「我々は，田舎でも診療所（centre de santé）を保有しており，そこにIPAを配置しようとしたがそれはやめた．あまりに信用保証が低いことが理由だ．病院でIPAが働くのはいい．それは賛成の人も多い．一方で，

221　https://www.legifrance.gouv.fr/jorf/id/JORFTEXT000047561956

独立開業するには質の担保が不十分だ．」と発言しており，これも同趣旨といえる．これはIPAのもっとも核となる性質である独立診断・独立開業という特徴を無効化することを条件とした容認であり，IPAを実質的には否定する発言といえる．これに加えて，メゾン・ド・サンテの同じ医師は「何があっても，自由開業権だけは絶対に手放せない．ここに規制が入るのは断固として反対する．IPAなら我慢するしかない」とも発言しており，開業制限とIPAを一種の政治的バーターとして位置づけた上での発言であることもうかがわせた．

これに対し，支払い側のCNAMの担当者は，新しいIPA制度そのものを「肝心なところが骨抜きにされている」として強い不満を述べた．その理由として，「ダイレクトにIPAを受診できる制度になると思われたが，実際にはそうはならなかった．「ダイレクト・アクセス*はできる．メディカル・センター（centre médical）やCPTSの中であれば．」という風に，できる場所を特定の医療設備内に制限した．つまり，独立して開業している看護師には，IPAとして開業する権利は与えられなかった．」と，権限の範囲が限定されたことを上げている．

しかし，そもそも，なぜフランスでIPAやCPTSを創設する必要があったのか．それは，医師による医療，とりわけ本来かかりつけ医（MT）が担うはずのかかりつけ医機能の提供が滞っているからである．そもそもIPAを導入したリスト法には「多様な医療職種への信頼を介した医療アクセスの改善」[222]という法名がつけられて

---

* フランスでは，ナース・プラクティショナーの制度をaccès directと呼ぶ．
222 https://www.assemblee-nationale.fr/dyn/16/dossiers/amelioration_confiance_professionnels

いる．ここで想定される「改善が必要な医療アクセス」とは，「かかりつけ医に受診したいときに受診できない」，あるいは「長期間待たされる」ということよりも，むしろその手前の段階の問題を指している．つまり，住民がかかりつけ医（MT）を見つけられないのだ．2022年3月に公表された上院報告書[223]によると，17歳以上のフランス国民の11％がかかりつけ医（MT）に登録できていない．CNAMのセッションでは，慢性疾患を持っている患者でさえその7％がMTに登録できていないというデータが紹介された．これを医師の側から見たものとして，メゾン・ド・サンテのかかりつけ医（MT）らは，かかりつけ医1人あたりの現在の登録者数が2000人程度であるとした上で，これ以上の患者は取れないと明言した．CNAMの担当者も「この制度は，実は，現在，限界に来ている．医師数の圧倒的不足により，国民すべてに必要な数のかかりつけ医がいないのだ．」と医師不足という原因を上げながら，かかりつけ医難民とも言い得る問題を認めている．しかし，上述したようにフランスの人口あたりの医師数は日本よりも2割ほど多い（図1）．そして，その1/3がMTとして養成される．それにも拘わらず医師数不足が問題となるのは，医師の労働時間が短いことや，労働そのものに対する文化的差異が大きいと思われる．

フランスの診療所の実態

また，フランスのかかりつけ医の実態についても少し触れておきたい．我々が訪問したメゾン・ド・サンテには8人の独立したかか

---

[223] le rapport d'information sénatorial n°589 <Rétablir l'équité territoriale en matière d'accès aux soins: agir avant qu'il ne soit trop tard> le 29 mars 2022
https://www.senat.fr/rap/r21-589/r21-5891.pdf

りつけ医が開業していたが，それぞれの診察室には受付・秘書がいない．8人全体の秘書が1人いるだけだ．インターネットを介した完全予約制で，予約時間になれば患者が各診察室のドアを直接ノックして入ってくるという．この他に，外注のオペレーターによる遠隔受付・秘書システムを利用するところもあるという．そして，血液検査や画像検査の機器もない．検査が必要な場合は，100メートルの距離にある赤十字病院の施設を利用するという．ドイツと同様に，診療所自体は非常に軽装備であると言える．

第4章　日本のコロナ対応と3か国との比較

日本の課題

　次に，イギリス，ドイツ，フランスの3か国と日本のコロナ対応を比較してみたい．まず，日本のコロナ対応の課題を整理したい．日本は，欧州に比べて人口あたりのコロナの死者数が確かに少なかった[224]．このような結果は，コロナの外来診療を請け負った診療所や中小病院と救急外来や集中治療を主に担った急性期病院の奮闘がなければあり得なかった．しかし，だからと言って何も問題がなかったわけではない．患者が診療を求めても断られたり，保健所を介して受診しようとしても電話がつながらないということが起こった．また，入院すべき中等症あるいは重症患者の受け入れ先が見つからないということも起こった．少なくない国民が患者として診てほし

---

[224] 2022年6月15日に公表された新型コロナウイルス感染症対応に関する有識者会議の「新型コロナウイルス感染症へのこれまでの取組を踏まえた次の感染症機器に向けた中長期的な課題について」では2022年5月に公表されたWHOのデータを引いて，「我が国の超過死亡数は2020年が▲24，2021年が8で，平均した値で▲8と推計されている．これは，他の主要先進国である米国（140），イタリア（133），ドイツ（116），英国（109），フランス（63）と比較しても，かなり低い数字となっている．この推計結果からは，我が国は諸外国と比較して高齢化率及び都市人口割合が高い中で，コロナ禍にあって死亡者全体を増やさなかったということができる．」と評価している．https://www.cas.go.jp/jp/seisaku/coronavirus_yushiki/pdf/corona_kadai.pdf

い時に診てもらえないという事態に直面したし，少しでもコロナ診療に関わったほとんどすべての医療者も搬送先が見つからない，あるいは受け入れたくても病床や人繰りができず受け入れられない，という経験をした．医療ひっ迫と言える事態がどの程度の範囲で起こったかは定かではないが，「我が国では合わせて4回緊急事態宣言が発出されたが，いずれもその直接の要因は，感染者数の増加よりも医療逼迫であった」[226]とされる．少なくともコロナ診療を請け負った医療機関においては，緊急事態宣言の発出をも余儀なくさせるほどに医療アクセスの問題が大きかったことは否定できない．

日本プライマリ・ケア連合学会の草場鉄舟理事長は，「プライマリ・ケアが貢献できるチャンスはあったが，そのほとんどでわが国

---

[225] 2020年10月20日に開催された第27回地域医療構想に関するワーキンググループの資料（https://www.mhlw.go.jp/content/10802000/000684860.pdf）によれば，全医療機関のうちコロナ受入れを可能とした医療機関は23%に過ぎない．急性期病棟を有する医療機関に限ってみても38%であり，二次救急医療施設（三次救急除く）でも41%である．しかも，この時点で実際にコロナを受け入れたことがあるか否かの「受入実績」で見ると，全医療機関中受入れ実績があったのは28%，急性期病棟を有する医療機関に限ってみても30%であり，二次救急医療施設（三次救急除く）でも31%となる．これと反対に，日本でのアクセスはあくまで良好であったことを示唆するデータとしては，2023年3月に健保連が発表した「医療・介護に関する国民意識調査」（https://www.kenporen.com/include/outline/pdf/chosa_r04_03-2.pdf）がある．これは2022年7月に行われたwebアンケート調査だ．これによると，「令和2年の新型コロナウイルス感染症の拡大期（第1波）以降，体の具合が悪い時に，診療を拒否された経験の有無を問うたところ，「拒否されたことがある」との回答割合は3.3%」であったという．「拡大期（第1波）以降」が，第1波の受診拒否を含むのか否かについて，質問紙に不明確性がある．ただでさえ思い出しバイアスの危険がある調査手法において，第1波を除外したと読まれかねない複雑な質問紙とした意図は不明である．また，回答者の6割はそもそも「受診を検討するような体調不良を経験していない」としているので，この点にも注意が必要である．

[226] 尾身茂『1100日間の葛藤——新型コロナ・パンデミック，専門家たちの記録』日経BP, 2023年．

のプライマリ・ケアは十分に機能を発揮したとはいえなかった．その後……行政の指導，メディアの告発，医師会からの呼び掛けなども圧力となり……対応する医療機関は徐々に増えていったが，その伸びは鈍かった．」と医療側の消極的な姿勢を厳しく指摘している[227]．コロナの診療に対して消極的だったのはプライマリ・ケアやその主たる担い手である民間医療機関ばかりではない．範となるべき国立の大病院でも[228]，コロナ初期において，たったひとり非常勤看護師の感染が見つかったというだけで1週間外来診療を休診するという措置を取ったところもあった（その後「消毒が早く完了した」として休診4日目に診療を再開している．そもそも1週間かけてどんな消毒をするつもりだったのか摩訶不思議である）[229]．さらには，コロナが治癒した後に別の疾患で救急要請した患者の受け入れ先が見つからないという事態も起こった[230]．このような状況は，いかに日本全体としての死亡が少なかったとしても看過できるものではない．その原因を正確に突き止め，二度と同じことを繰り返さないための対策が必要である．社会が医療をもっとも必要としている時に，医療機関自身がその扉を閉めるのは「火事場から消防隊が逃げ出す」のと同じだ[231]．

227　草場鉄舟「大局大説　コロナ後の日本のプライマリ・ケアの再構築のために」『健康保険』76（10）: 12-19．

228　国立病院の設置法である高度専門医療に関する研究等を行う国立研究開発方針に関する法律3条2項に「公衆衛生の向上及び増進に寄与することを目的とする．」とある．一般医療機関に対する規制法である医療法にはこのような目的は規定されていないことから，国立病院は加重された目的を備えた範たる医療機関であると言える．

229　「看護師感染で外来休診，大阪——国立循環器病研究センター」『共同通信ニュース』2020年3月7日．

230　笹井恵理子「コロナ禍での医療崩壊を止めるために，東京都がいますぐやるべきこと——行政が「病院間の連携」に役割果たせ」PRESIDENT Online, 2021年1月9日．https://president.jp/articles/-/42263

「モザイクな有事」という構え

　積極的にコロナ診療を引き受けた医療機関があった一方で，医療機関の一部が，かかりつけ医機能のレベルから高度先進医療のレベルまで，あるいは民間でも国立でも，コロナ診療に対して消極的と言われても仕方のない対応となったことについては，2つの理由づけがなされる．1つは，収益に対する不安である[232]．コロナを受け入れることで，病床や人員の配置転換を余儀なくされ，手術等の通常医療が落ち込み，収益が落ちるのではないかと考え，コロナの受け入れに踏み切れない医療機関が少なくなかった．あるいは，コロナを受け入れていることを知った周辺住民が，その医療機関への受診を控えるという一種の風評被害を懸念することもあったと考えられる．このような経済的理由は，とくに民間医療機関で強くなると思われる[233]．実際に，医療経済実態調査の分析を見ると，2020年度において，発熱外来やコロナ患者を受け入れた診療所では損益差額率[234]の低下が大きくコロナ補助金でも挽回できていない[235]．もっとも病院

---

[231] 「医者が逃げたら，あきまへん……コロナ医療に立ち向かう京都の開業医たち」読売新聞オンライン，2021年6月8日．https://www.yomiuri.co.jp/column/naruhodo/20210604-OYT8T50038/

[232] 「民間病院にもっと支援を……コロナ患者受け入れで収入源 減収補塡など使途拡大訴え」東京新聞，2021年5月23日．https://www.tokyo-np.co.jp/article/105954

[233] 国公立病院はコロナ以前から損益差額率で見て赤字なので，コロナによる赤字を議論してもあまり意味がない．

[234] 前田由美子「「第23回医療経済実態調査報告―令和3年実施―」について」『日医総研リサーチレポート』122．https://www.jmari.med.or.jp/result/report/post-3355/

[235] 収益から費用を差し引いたもの．

では,一般病院全体で医業収益が減少しているものの,コロナの入院を受け入れた病院はコロナ補助金で黒字化されている.収益の問題は,とりわけ民間医療機関にとっては切実な問題であることは間違いないが,本来それを考えるのは政治・行政の役割である.実際に補助金をはじめとする諸政策で,このような経済的懸念は相当程度が解決された.そのため,収益への不安だけを理由として,医療機関がコロナに消極的となったことは説明できない.医療機関としても,国難ともいうべき緊急事態にあって「まずは収益が確保されなければ一歩も動かない」などと考えていたのはごく少数の例外にとどまるだろう.圧倒的多数の医療者は,政府に対し補助が不足していることを訴えても,その不足自体を理由にサボタージュあるいはストライキするようなことはしていない.

それよりも大きかったと思われるのは,少なくない医療機関がコロナを自分たちの手には負えないと考えたことだ.日本におけるもっとも影響力のあるコロナのオピニオンリーダーの一人であった忽那賢志医師は,「民間の医療機関は,感染症専門医もいなければ感染対策の専門家もいない,という施設が多く,こうした民間の医療機関に何のバックアップもないままに「コロナの患者を診ろ」と強要しベッドだけ確保したとしても,適切な治療は行われず,病院内クラスターが発生して患者を増やしてしまう事になりかねません.」とした上で,このような民間医療機関にバックアップをしても感染症対策は一朝一夕にできるものではなく,感染症の専門家も指導に回る余裕がなかった,と述べている.[236] 病院での受け入れに感染症専門医が必要となれば,診療所や中小病院の外来での診療も同様に敬

---

[236] https://news.yahoo.co.jp/expert/articles/4509998e0746226fb48600c1ffee24e8ce129ac7

遠されることにならざるを得ない．しかし，ドイツで，コロナ診療の「20分の19」を引き受け，病院機能の防御壁（Schutzwall）となった開業医（その中心は，かかりつけ医（Hausarzt）であった．）は皆が感染症あるいは感染対策の専門家だったのだろうか．もちろんそんなはずはない．ベルリン・ブランデンブルク州家庭医協会のクライシャー会長は，コロナ診療を拒否した総合医はいなかったのかという質問に対して，「そういったケースもあったとは思う．ただ，一般にはそうではなかった．その逆で，パンデミックであることを信じようとせず，マスクもせずに診療する医師も何人かいた．」と証言している．感染症の専門家であればそのようなずさんな感染対策は取らない．また，我々が訪問したフランスの民間病院は，第1波において病床の80%をコロナに転換して対応したというが，感染症の専門施設ではなく感染症病床はなかった．この病院に限らず，パリ中の病院が同様の病床転換を迫られたことを考えれば，感染症の専門医がいるか否かが受け入れの可否を決定づけたことはやはり考えにくい．さらに，フランスの総合医（médecin généraliste）らは政府が国民に「かかりつけ医には行くな」と指示する中にあっても，それではフランスの医療提供が破綻するとして総合医／かかりつけ医の役割を社会に訴えかけ，それによって医療現場の混乱を収束させた．フランスの感染症専門医としてのオピニオンリーダーの1人であるラコム医師[237]は2020年6月25日に開かれたフランス国

---

237 コロナによってもっとも有名となった感染症医の1人であり l'hôpital Saint-Antoine の感染症責任者である．2020年3月28日には，オリビエ・ヴェラン（当時）保健大臣と国民向けのビデオメッセージにも登場した．https://www.francetvinfo.fr/sante/maladie/coronavirus/videos-masques-tests-confinement-ce-qu-il-faut-retenir-du-point-presse-du-gouvernement-sur-l-epidemie-de-coronavirus_3889313.html

民議会での公聴会で「この危機から学ぶべき大きな教訓があるとすれば，それは総合医がシステムの中心に十分に据えられていなかったことだ．おそらく不安によって間違いが引き起こされてしまった．私たちは，患者に対して，総合医のところに行くな，15番（救急）に電話せよ，と言ってしまったのだ．[238]」と述べている．つまり，感染症の専門家の側からも，コロナを「感染症の専門家がいなければ対処できない病気」と位置づけることに対する批判（あるいは反省）がかなり早い段階でなされていたことになる．このように，日本よりもはるかに大きな流行に見舞われた欧州において比較的うまく対応したドイツと第1波後のフランスでは，感染症の専門か否かは関係なく通常医療の中にコロナ診療を取り込むという基本姿勢が医療側にあったことが分かる．

　このことは，コロナという疾患の特性とそれに応じた医療の内容を考えれば実は当然だ．コロナの重症化率は，もっとも高かった第1波においてさえ5%程度である．[239] すべての感染者に集中治療や入院が必要だった訳ではない．このコロナの特性を踏まえると，コロナについての医療需要とは，以下のような階層に分けて捉えることができる（ロングコビッドは除く）．

238　https://www.assemblee-nationale.fr/dyn/15/comptes-rendus/covid19/l15covid191920029_compte-rendu（動画：https://www.youtube.com/watch?v=20-NVKviKXM）

239　「新型コロナウイルスCOVID-19 診療の手引き第2版」（2020年5月18日）には，20%が入院を要し，5%が人工呼吸器管理等のため集中治療室への入室が必要となることが記載されている．同様に，フランスにおいても，2020年3月28日のフランス政府のビデオメッセージ（https://www.francetvinfo.fr/sante/maladie/coronavirus/videos-masques-tests-confinement-ce-qu-il-faut-retenir-du-point-presse-du-gouvernement-sur-l-epidemie-de-coronavirus_3889313.html）で，オリビエ・ヴェラン保健大臣と共に出演したカリーヌ・ラコム医師がコロナの感染患者の85%は軽症で，集中治療が必要なのは5%とほぼ同等の説明をしている．

ステップ①　発熱その他の症状に対する診療（解熱薬，去痰薬処方等）
ステップ②　検査
ステップ③　重症度判定
ステップ④　重症だった場合の高次搬送
ステップ⑤　初期診療で軽症だった場合の重症化モニタリング
ステップ⑥　中等症患者の入院（酸素投与等）
ステップ⑦　重症患者の集中治療（人工呼吸器・ECMO 等）

　これに加えて，日本の場合，ステップ①以前のいわばステップ⓪（ゼロ）として，接触者や無症状陽性者の施設収容・隔離を公衆衛生対策目的で実施したが，欧州各国はすべて自己（在宅）隔離である．これ以外に，症状や接触歴がなくても感染したのではないかという不安で患者が受診しようとしたり，スポーツの試合に出場するために検査をするなど医学的理由とは無関係の社会的理由や，そもそも社会資源を投じるだけの合理的根拠を欠く需要も発生した[240]．このうち，入院機能を備えた病院が対応する必要があったのは，ステップ⑥とステップ⑦のみである．命を守るという医療のもっとも本質的な機能から逆算すれば，このステップ⑥とステップ⑦の医療需要，すなわち，中等症以上の入院と集中治療への需要に如何に過不足なく対応できるかが最重要である．その次に，そこに達するまでのプロセスを如何にスムーズにできるかが課題となる．つまりステップ④の高次搬送と，ステップ⑤のいったん軽症であった場合でも重症化することを見逃さないためのフォローアップである．

240　これを「医療需要」と言っていいのかは意見が分かれるだろう．

5％が重症化するウイルス性の呼吸器感染は，日本の医療現場ではこれまでにほぼ経験されたことがなく，非常に怖い感染症であることは間違いない．しかし，そのことと，コロナの実態に合わせた医療提供体制を構築すべきことは矛盾しない．80％の軽症患者と，15％の中等症患者と，5％の重傷者が発生する感染症への対応を考えなければならない時に，「5％」だけを見るのは認知のゆがみであり，前出のラコム医師の言う「不安によって引き起こされた間違い」である．医療のリソースが無限であればそれも許されるのかもしれないが，いうまでもなく医療リソースは有限だ．しかし，その「いうまでもない有限性」がしばしば無視されて，「専門医がいなければコロナは診られない」というような言説が長期に亘って跋扈してしまった[241]．5％が重症化し80％が軽症で済む感染症への医療提供体制を考えるときに，専門医がはりつくベッドを如何に多く確保するのかという，いわゆる"サージキャパシティ"論はあまり本質的ではない．それよりもはるかに重要なことは，「モザイクな有事」という発想を持つことである．「有事」に対して，「危機対応」を取るとしても，その中で「平時」として扱えるものが無いだろうかと考える構えこそが必要である．

---

[241] 多くの人がこのような言説を真に受けた結果，コロナ診療に当たった医療機関で医療ひっ迫が生じた．尾身茂氏は自著（尾身茂『1100日間の葛藤——新型コロナ・パンデミック，専門家たちの記録』日経BP, 2023年）の中で「我が国では合わせて4回緊急事態宣言が発出されたが，いずれもその直接の要因は，感染者数の増加よりも医療逼迫であった」と述べている．上記のような認知のゆがみに基づいた言説が緊急事態宣言の遠因にもなっていたことを考えると，このような言説を流布したメディアの有害性が浮き彫りになる．特定領域の専門家が医療政策に求められる広い視野を持つことは当然には望めないことを，メディアはきちんと反省しなければならない．また，医療政策の立場からも，このような有害な言説に対して，有効な対抗言論によって軌道修正することが必要であった．

表 5（121 ページ）は，今回の訪問調査の結果を総合して，イギリス，ドイツ，フランス，日本が，このステップごとの医療需要をどのように受け止めたのかを概略的にまとめたものである．これを見ればわかる通り，欧州 3 か国と日本の違いとしては，検査がある．日本は 2021 年秋に抗原キットによる検査が解禁されるまで，原則として医療機関での検査が主体であった．これに対して欧州では原則として街角検査が主体である．イギリスの GP であるモール医師はコロナ対応の分担について，「（初診で軽症だった患者がその後重症化していないかを確認する）モニタリングは区レベルで family doctor によって行われた．診療所単位ではない．ワクチンも family doctor で，治療は病院だった．そしてこれは重要な点だが，<u>検査は政府，という役割分担がされた．検査に関連するあらゆること，lateral flow test*も，診断検査も，すべて政府が取り仕切った．そのため，我々は検査については何もしなかった．</u>そして，入院の判断だが，これは病院が行った．患者が治療を必要とする基準に適合するかどうかは病院が判断した．」（下線は筆者）と証言した．イギリス政府が整備した検査体制とその結果管理システムは NHS Test and Trace（NHS T & T）と呼ばれ日本の識者の中にも評価する意見がある．[242] 在英大使館関係者への取材を基にその流れを整理すると，そのシステムはおおむね以下のようになっていた．

① 有症状であれば，オンラインで近くの検査場（街中にある）を予約（home test kit の郵送も可）．
② 検査場で検査（home test kit の場合，ポストの脇にある検体回

---

* 簡易キットによる抗原定検査のこと．
242 https://www.hokeni.org/docs/2021061100100/

収ボックスに投函).

③ 翌日には，メールで検査結果が来る．陽性の場合は，NHSからのメールで自宅待機が指示されるとともに，接触者調査もメール登録．

　※　①〜③の間，すべてオンラインで作業が完結し，データが自動的にNHSに集積．正確な感染者データが，ワクチン効果等の分析に利用された．

④ この他，無症状であれば，簡易検査キットが使用可能．検査キットは，無料で薬局で入手可能（オンラインで郵送も可能）．検査回数は無制限．

もっとも，これだけのシステムを構築し運用するためには莫大な予算がかかる．議会への報告書によると[243]，最初の2年間で実に370億ポンド（6兆6600億円）[244]の国家予算が投じられている．イングランドの人口が5650万人であることを考慮して日本に置き換えると15兆円規模の予算に相当する．きわめて大規模で複雑なオペレーションを回し切った行政能力自体は大いに学ぶべきだが，検査に関してイギリス方式をそのまま日本に導入するのは無駄が大きすぎる．しかも，イギリスの人口あたりの死亡率を見る限り，このような検査体制が社会防衛としてどれだけ実効的に機能したかはなはだ疑問である[245]．また，このような有事対応には持続可能性がなく，どこか

243　https://committees.parliament.uk/committee/127/public-accounts-committee/news/150988/unimaginable-cost-of-test-trace-failed-to-deliver-central-promise-of-averting-another-lockdown/

244　1ポンド＝180円．

245　ブレア政権以降の医療制度改革の中でしばしば言及される"value for money"（支出に見合った価値）という大方針は，コロナで吹き飛んだようである．

の時点ですべてを終了して通常の生活に戻すしかない．それは有事対応が極端であればあるほど，大きな落差を伴って戸惑いと共に受け止められることになる．[246]そもそも，病原体検査の解釈はそんなに簡単なものではない．専門知識を持った医療者（通常は医師）が陽性または陰性の見通しを持って検査をするからこそ，結果が見通し通りだった際に初めて陽性・陰性という判断ができる．見通しと異なる結果だった際には，再検査等を考える必要がある．何の見通しも持たずに，とりあえずシロかクロかやってみようという検査に意味はない[247,248]．その意味で，医療機関あるいは医療者に検査の大部分を委ねた2021年秋までの日本の検査体制は合理的でかつ経済的であったといえる．

　このように，検査に関してイギリスと日本では大きな違いがあるものの，その他の点については類似点が多い．一見すると，ステップ①とステップ③の有症状者の診療と重症度判定は，日本ではそれを自ら手を挙げた医療機関が担い，イギリスは（ほぼすべての）病院（イギリスの病院は原則として急性期病院）がこれを引き受けたという違いがあるように見える．しかし，これは発生した患者の数がイギリスではあまりに多かったために，実質的に引き受けない選択肢がなかったというだけだ．また，イギリスでは初診のほとんどが病院で行われたため，高次搬送や入院調整のスキームを特別に用意

246　コリン・ジョイス「厳しすぎるコロナ対策から一転，すべてがなかったことに……イギリス，極端すぎない？」2023年7月14日ニューズウィーク日本版 https://www.newsweekjapan.jp/joyce/2023/07/post-280.php
247　「「感染対策やった感」で拡大は防げない――日総研・森井大一主任研究員に聞く」https://www.m3.com/news/open/iryoishin/981787
248　森井大一「新型コロナウイルス感染症の病原体検査について」『日医総研リサーチレポート』118. https://www.jmari.med.or.jp/result/report/post-3306/

表5　コロナの各種医療需要に対する各国の対応の概略[252]

ステップ	イギリス	ドイツ	フランス	日本
ゼロ：公衆衛生目的の隔離	自己（自宅）隔離			初期のみ感染症指定医療機関を中心とする病院への隔離．初期以降はホテル隔離．さらにそれ以降は自宅隔離．
①発熱その他の症状に対する診療（解熱薬，去痰薬の処方等）	病院の救急外来，ホットハブ（第2波以降）	Hausarzt等の開業医	最初期は救急外来．第1波の途中からmédecin généraliste.	引き受けた医療機関
②検査	街角検査，自家検査，郵送検査	Hausarzt等の開業医，街角検査，職域・学校検査	街角検査	原則，医療機関．2021年9月以降は，抗原検査が実質的にOTC化．[249]
③重症度判定	病院	Hausarzt等の開業医	最初期は救急外来．第1波の途中からmédecin généraliste.	引き受けた医療機関
④重症者の高次搬送	病院，ホットハブ	Hausarzt等の開業医	最初期は救急外来．第1波の途中からmédecin généraliste.	保健所，行政
⑤重症化モニタリング	行政[250]，ホットハブ[251]	Hausarzt	MT（médecin traitant）	保健所，行政が中心
⑥中等症の入院（酸素投与を含む）	病院			病院が中心だが，そこに入れなかった患者は在宅診療．
⑦集中治療（人工呼吸管理，ECMOを含む）	病院			引き受けた病院

出典：筆者作成．

249　厚生労働省新型コロナウイルス感染症対策推進本部・厚生労働省医薬・生活衛生局総務課事務連絡「新型コロナウイルス感染症流行下における薬局での医療用抗原検査キットの取扱いについて」令和3年9月27日．

250　Hetherington Group Practiceのセッションでは，モール医師が「モニタリングはランバス区レベルでfamily doctorよって行われた．診療所単位ではない．」と証言している．

251　北西ロンドンICBのセッションでの証言に基づく．

252　あくまで概略であり例外は常に存在した．また，時期によっても表に書ききれ

する必要が（とくにホットハブが設置される前の第1波においては）ほとんどなかったと考えられる．そして，重症化モニタリングを医療から切り離し，行政に委ねた点も両国は同じだ．このようなイギリスとの類似性を踏まえると，日本にもし欧州並みの流行が生じていれば，日本の医療現場は，ドイツではなくイギリスのようになった可能性が高いと思われる．

日本のコロナ対応を難しくした原因

　では，なぜ日本ではドイツや第1波終盤以降のフランスのような対応，すなわちモザイクな有事という構えが取れなかったのか．つまり，なぜ感染症の専門家も非専門家も，延々とコロナを「特別な病気」と位置づけ続けたのか．その根本的な原因は感染症法にあると思われる．まず，2020年1月28日に感染症法に基づいてコロナが指定感染症に指定された[253]．指定感染症とは，まだ実態のよくわからない新興感染症について，ひとまず感染症法上の1類-5類感染症や新型インフルエンザ等感染症に指定することを控え，その代わりに法令上いかなる措置を可能とするのかを措置ごとに政令で指定することを可能とするものである．これは私権制限を伴う措置の対象や内容を国会を通さずに決定できるという法が予定した例外である．そのため，1年を期限とする暫定的な指定であって，さらにプラス1年の更新ができるのみとなっている．要するに，国（行政）は最長2年間，指定感染症として適宜オーダーメイドの措置（私権制限を伴うものでも）を組み合わせることができるが，その2年の

　　ない変化があったことは言うまでもない．
　253　https://www.mhlw.go.jp/content/10900000/000589748.pdf

間に，当該感染症の実態をつかんで相当の法的位置づけを決めなければならない．

コロナの場合，指定当初に可能とされた措置の中に，「無症状病原体保有者への適用」や「建物の立入制限，封鎖，交通の制限・遮断」といった1類感染症にしか認められていない措置が入らなかった．そのため，コロナの感染症法上の位置づけを「2類相当」と呼ぶマスコミ用語が誕生した．しかし，同年2月14日から「無症状病原体保有者への適用」が認められ，さらに同年3月27日からは「建物の立入制限，封鎖，交通の制限・遮断」も可能となったので，かなり早い段階で「1類相当」になっていた．それどころか，2020年3月13日に新型インフルエンザ等対策特別措置法に附則が書き加えられ，2年間の限定でコロナを「新型インフルエンザ等」とみなすことが決められていた[254]．時系列上は上記3月27日の政令改正[255]は，むしろ3月13日の法改正を受けたものであり，「外出自粛の要請」や「都道府県による経過報告」といった1類感染症にさえ認められていない新型インフルエンザ等感染症に対してのみ許される項目までできるように政令改正された[256]．したがって，2020年3月27日以降は，「新型インフルエンザ等感染症相当」という方が実態上は正確であった（表6）．しかも，この指定感染症の指定が期限切れ目前の2021年1月7日に延長された[257]のも束の間，同年2月3日

---

254 この附則が定められた2020年3月13日当時は，新型インフルエンザ等対策特別措置法2条1項により，「新型インフルエンザ等」とは新型インフルエンザ等感染症と新感染症を合わせた概念であることが定義されていた．その後2021年2月3日の同法改正（同月13日施行）でこれに指定感染症が加えられた（https://corona.go.jp/news/pdf/tokuso_shinkyu_r3.pdf）．
255 https://www.sangiin.go.jp/japanese/joho1/kousei/gian/201/pdf/s0802010462010.pdf
256 https://www.mhlw.go.jp/content/10900000/000675228.pdf

には感染症法上も「新型インフルエンザ等感染症」と法改正された．このことで，「新型インフルエンザ等感染症相当」の「相当」が取れた．これにより，もはや暫定措置ではなく，正式に1類感染症よりも上位の法令上の最重要感染症に位置づけられた．要するに，日本はコロナを2020年1月から（感染症法上の5類感染症となった）2023年5月までの3年以上に亘って，その法的位置づけを微妙に修正しながらも，一貫して「非常に特別な病気」と扱ってきたのだ．これと対照的に，今回の訪問調査で訪れた3か国の中でもっとも医療現場の混乱が小さかったと考えられるドイツには，コロナを「特別の疾患」とする位置づけはなかった．[258]

このような感染症法上の位置づけが国民及び医療者にとってどのような意味を持ったであろうか．それを考える上で留意しなければならない行政文書がある．それが2019年12月25日付の医政局長通知「応召義務をはじめとした診察治療の求めに対する適切な対応の在り方等について」[259]である．この文書は，いわゆる医師の働き方改革の議論の成果物として出されたものであり，「診療の求めに応じないことが正当化される」[260]事例を整理したものである．

この通知の中に，「特定の感染症へのり患等合理性の認められない理由のみに基づき診療しないことは正当化されない．ただし，1類・2類感染症等，制度上，特定の医療機関で対応すべきとされて

257　https://kanpou.npb.go.jp/old/20210107/20210107t00002/pdf/20210107t000020002.pdf

258　ベルリンの急性期病院（Vivantes病院）の救急部長であるホッテンバッハー医師は，コロナの法的な特別扱いがなかったことを証言している．これは，法条文上それがなかったということに加えて，通常の医療の運用の中でコロナ診療が行われたという実態があったことを示唆すると考えられる．

259　https://www.mhlw.go.jp/content/10800000/000581246.pdf

260　https://www.mhlw.go.jp/stf/newpage_05488.html

表 6　指定感染症としてのコロナに対する措置

	指定感染症	一類感染症	二類感染症	三類感染症	四類感染症	五類感染症	新型インフルエンザ等感染症
規定されている疾病名	新型コロナウイルス感染症	エボラ出血熱・ペスト・ラッサ熱 等	結核・SARS・鳥インフルエンザ(H5N1) 等	コレラ・細菌性赤痢・腸チフス 等	黄熱・鳥インフルエンザ(H5N1以外) 等	インフルエンザ・性器クラミジア感染症・梅毒 等	新型インフルエンザ・再興型インフルエンザ
疾病名の規定方法	政令	法律	法律	法律	法律・政令	法律・省令	法律
	具体的に適用する規定は、感染症毎に政令で規定						
疑似症患者への適用	○	○	○ (政令で定める感染症のみ)	—	—	—	○
無症状病原体保有者への適用	○	○	—	—	—	—	○
診断・死亡したときの医師による届出	○ (直ちに)	○ (直ちに)	○ (直ちに)	○ (直ちに)	○ (直ちに)	○ (7日以内)	○ (直ちに)
獣医師の届出、動物の輸入に関する措置	—	○	△ (一部の疑似症のみ)	△ (一部の疑似症のみ)	△ (一部の疑似症のみ)	○	—
患者情報等の定点把握	—	—	—	—	—	○	—
積極的疫学調査の実施	○	○	○	○	○	○	○
健康診断受診の勧告・実施	○	○	○	○	—	—	○
就業制限	○	○	○	○	—	—	○
入院の勧告・措置	○	○	○	—	—	—	○
検体の収去・採取等	○	○	○	○	—	—	○
汚染された場所の消毒、物件の廃棄等	○	○	○	○	○	—	○
ねずみ、昆虫等の駆除	○	○	○	○	○	—	○
生活用水の使用制限	○	○	○	○	—	—	○
建物の立入制限・封鎖、交通の制限	○	○	—	—	—	—	○ (※)
発生・実施する措置等の公表	○	○	○	○	○	○	○ (※)
健康状態の報告、外出自粛等の要請	○	—	—	—	—	—	○ (※)
都道府県による経過報告	○	○	○	○	○	○	○

▨ ：指定時に適用（2/1 施行）　▨ ：改正①時に適用（2/14 施行）　▨ ：改正②時に適用（3/27 施行）

※ 感染症法44条の4に基づき政令で定めることとされた場合に適用

いる感染症にり患している又はその疑いのある患者等についてはこの限りではない.」という一文がある．表6に見る通り，コロナが2021年2月3日までの指定感染症であった期間，措置のレベルは少なくとも「1類・2類感染症等」であったことは明らかである．2021年2月3日以降は，5類感染症に変更された2023年5月8日まで「新型インフルエンザ等感染症」として法に規定されていた．応召義務を免除する正当事由を整理した通知の趣旨に鑑みれば，「新型インフルエンザ等感染症」について法が1類・2類感染症よりも厳重な対策を予定した条文を置いている以上，これが「1類・2類感染症等」に含まれることは明らかである．つまり，日本の医療者にとって，コロナは2023年5月8日まで，実は（少なくとも行政上は）応召義務がなかったのである[261]．厚生労働省からコロナの第1報が出たのは2020年1月6日であり[262]，この通知はその12日前に発出されていたことになる．この文書が発出された段階で，「1類・2類感染症等」に対峙せざるを得ない状況が本当に（しかも2週間後に）来るとは誰にも予想できなかったであろう．しかし，この文書の存在を前提に，コロナがいつまでも応召義務から外れ続け

---

261 「新型コロナウイルス感染症の感染症法上の位置づけの変更に伴う医療提供体制の移行及び公費支援の具体的内容について」（令和5年3月17日事務連絡）によると「特定の感染症へのり患等のみを理由とした診療の拒否は，応招義務を定めた医師法（昭和23年法律第201号）第19条第1項及び歯科医師法（昭和23年法律第202号）第19条第1項における診療を拒否する「正当な事由」に該当しないが，現在，新型コロナウイルス感染症は，2類感染症と同様，制度上特定の医療機関で対応すべきとされていることから，その例外とされている．位置づけ変更後は，制度上幅広い医療機関において対応できる体制に移行することから，「正当な事由」に該当しない取扱いに変わることとなる.」とされており，5類への移行以前は，コロナについて一般医療機関の応召義務が行政上は免除されていたことが明らかである．https://www.mhlw.go.jp/content/001097047.pdf
262 https://www.mhlw.go.jp/stf/newpage_08767.html

ることになった．これは，ドイツにおいてコロナに対しても公的保険上の応召義務が明示されていたこととは大きく異なる点である．

　もちろん，そのような法的・行政的位置づけとは無関係にコロナ診療の前線に立った医療者は少なくなかったし，そのおかげで日本のコロナ死亡が低く抑えられた側面は確実にあった．しかし，コロナへの医療のレスポンスが不十分だったとする批判は根強く，このような批判にも耳を傾ける必要がある．むしろ，コロナ診療の前線に立った医療者が英雄的であるのは，それがシステムとしてではなく，一種の緊急避難として対応されたからだ．そしてその原因を考える時，「コロナは特別な病気で自分たちの手に負えない」，「自分たちの仕事ではない」という一部の医療機関の構えが法的・行政的にむしろ承認される中で形成されたことは見逃せない．また，この文書の効果は今もなお継続している．コロナへの応召義務が復活したのは，5類感染症に規定されたことで「1類・2類感染症等」でなくなったからに過ぎない．次にまた新たな「1類・2類感染症等」がやってくれば，行政上は応召義務が免除されるという状態は依然として継続している．

　もっとも，この通知が書かれた2019年12月当時の「1類・2類感染症等」はエボラ出血熱やペストのことであった．このような感染症を一般の医療機関が診療することは現実的ではなく，また致死率が高いこれらの感染症が爆発的な流行を起こすことも考えにくいため，一般の医療機関に応召義務を課す必要もない．そのため，この通知にはたしかに一定の合理性がある．それを前提にコロナが不必要に長期に亘って「特別の疾患」と扱われ続けた原因を考察するに，感染症法上の位置づけが疾患の実態とミスマッチになっていたことの方を重視すべきという視点もありえる．つまり，コロナを感

染症法上の「新型インフルエンザ等感染症」すなわち通知の「1類・2類感染症等」に位置づけ続けたことこそが問題であったという考え方である．

このように，コロナ診療の全体が一律に応召義務の対象から外れ続けた原因を，2019年通知に求めるか，感染症法上の扱いに求めるかはさておくとしても，その状態を放置したまま，かかりつけ医制度を整備すれば感染症有事にも対応できるというのは，その主張自体が的外れであり空想的に過ぎると言わざるを得ない．

「仙台方式」の再評価

その一方で，法は法として，あるいは制度は制度として，義務があろうとなかろうと，医療者自身の能力と地元地域の行政・医師会・アカデミアを含めたコミュニティ全体の先見と準備によってパンデミックに一般医療の枠組で対処し，成功した経験を持つ地域が日本にもある．それが2009年のH1N1新型インフルエンザ流行時の仙台である．そもそも2009年の新型インフルエンザの流行は，4月にメキシコで始まり，5月には日本に上陸し，8月頃から本格的な国内流行に突入した[263]．実は厚生労働省は2009年2月に新型インフルエンザ対策ガイドラインを発表しており[264]，その中で新型インフルエンザ患者を集中的に診療する特定少数の発熱外来を各自治体内で設置することを求めていた．これはコロナに対してイギリスで展開されたホットハブに似た医療提供の形だ．ところが，2009年3月に，仙台市と仙台市医師会は，ガイドラインが指示する特定少数

---

263 https://www.cas.go.jp/jp/influenza/backnumber/kako_03.html
264 https://www.mhlw.go.jp/bunya/kenkou/kekkaku-kansenshou04/09.html

の発熱外来体制は非効率的であると同時に，急速なまん延が起これ
ばその能力を超える患者が受診して機能が破綻する可能性が高いこ
とを指摘して，すべての医療機関が診療にあたるとする体制の構築
を目指すと発表した．これが「仙台方式」と呼ばれる医療提供体制[265]
である．実際にこのガイドライン発表の直後に新型インフルエンザ
を迎えることになったが，仙台の関係者が予測した通りガイドライ
ンの発熱外来体制は，流行の初期段階において，数日で機能不全に
陥ったという．これは限られた医療機関にコロナ患者が殺到したイ
ギリスや初期のフランスの姿に酷似している．そして，2009 年 5
月 21 日には日本感染症学会が発熱外来体制は非現実的であること
を意見表明し[266]，5 月 27 日には日本小児科学会が発熱外来体制の廃
止と共に「新型」と「季節性」の区別もやめるよう訴えた[267]．これを
受けて厚生労働省は 6 月 19 日に「原則としてすべての一般医療機
関においても患者の診察を行う」として発熱外来体制を撤回した[268]．
これはフランスの総合医の学会であるフランス一般医学会が，コロ
ナを一般診療の中で診療させるように政府に働きかけ，これを実現
した過程と同じである．2009 年の新型インフルエンザは，日本で

265　渡辺彰「変貌するインフルエンザにどう向き合うか 4. タミフル®・リレンザ
®に続く新規インフルエンザ治療薬の開発〜仙台方式の紹介を含めて〜」『日本内
科学会雑誌』98 (10): 166–170. https://www.jstage.jst.go.jp/article/naika/98/10/
98_2576/pdf
266　日本感染症学会緊急提言「一般医療機関における新型インフルエンザへの対応
について」日本感染症学会，2009 年 5 月 21 日．https://www.kansensho.or.jp/
modules/guidelines/index.php?content_id=29
267　「新型インフルエンザにおける小児科診療に関する提言」日本小児科学会，2009
年 5 月 27 日．http://www.jpeds.or.jp/modules/activity/index.php?content_id=176
268　事務連絡「新型インフルエンザの発生に対する社会福祉施設等の対応について
【更新】」https://www.mhlw.go.jp/kinkyu/kenkou/influenza/hourei/2009/06/dl/
info0619-01.pdf

は 2100 万人の感染者を出したが，そのうち死亡したのは 200 人である．これは他国と比較しても圧倒的に少ない死亡数・死亡率であり，仙台方式を全国に横展開したこともその要因の1つであろう．

このような新型インフルエンザにおける実際の経験を経て，翌年の 2010 年に公表された「新型インフルエンザ（A/H1N1）対策総括会議報告書」では医療体制に関する提言として，「発熱相談センターと発熱外来の設置の是非……（は）再度整理すべき」と総括した．その一方で，この新型インフルエンザのパンデミックから3年後の 2012 年に新型インフルエンザ等対策特別措置法が制定され，これによって感染症危機対応のための法的整備がなされた．しかし，危機対応の準備をすることには，ややもするとその感染症やその疑いのある患者に対する診療のすべてを通常診療から切り離してしまいかねないという負の側面がある．これは，「危機対応の落とし穴」ともいうべきもので，今回のコロナを通して我々が新たに学んだ最大の教訓である．感染症の特性と医療資源の有限性を忘れて，特別な対応を取り続ければ，たとえそれが法律に基づいた措置であれ，否，法律に基づいているからこそ，最適な医療提供を困難にすることになりかねない．そればかりか，それを現場の医療者や専門学会

---

269 http://idsc.nih.go.jp/iasr/31/367/dj3671.html
270 「新型インフルエンザ（A/H1N1）対策総括会議報告書」2010 年 6 月 10 日．https://www.mhlw.go.jp/bunya/kenkou/kekkaku-kansenshou04/dl/infu100610-00.pdf
271 法的・行政的な「特別対応」は，臨床現場のレベルにも影響を与えたと考えられる．職員の1人に感染者が出たとして 500 床を超える病院が外来をすべて閉鎖するとか，感染症の専門家がいなければ患者を受け入れられないといった全体合理性を無視した医療機関・医療者の言動も，その言動自体の責任を問うことはたやすい．しかし，危機において合理的判断が難しくなることは十分想定される．むしろ，そのような非合理的判断や言動が，いかなる構造の下に生まれたのかを精察する方がはるかに有益だろう．

の力で軌道修正する力をも失ってしまうことになる．仙台方式はまさに，今回のコロナにおいてドイツや第１波終盤以降のフランスが取った対応を先取りしたものであった．感染症法及び新型インフルエンザ等対策特別措置法に基づく危機対応が日本を仙台方式から遠ざけたという点は，有事法（martial law）としての性格を持ったこれらの法，そしてそれに基づく「危機対応」を我々の社会が本当の意味で使いこなすために決して忘れてはならない．

次の感染症危機に備えるために必要なこと

　2023 年には，コロナへの対応が一段落して，社会はどうにかこの新しい感染症との距離感を見出した．そして，2024 年を迎える頃には，コロナ発生から５類感染症となるまでの３年半に及ぶ感染症有事に対する振り返りも一通り出そろった[272, 273, 274]．ここでは，いくつかの代表的な「振り返り」について検討し，そこから見えてくる政府の「次の感染症危機への対応策」をあえて批判的に吟味し，その過不足を補う議論を試みたい．

「次の感染拡大に向けた取組の全体像」（2021 年 11 月 12 日）

　まず，政府が主導したものとしては，2021 年 11 月の「次の感染

---

[272] 日本医学会連合 市民公開講座「新型コロナウイルスの医学・医療・健康への影響と教訓：われわれは何を学んだのか？」2024 年 1 月 13 日，於）一橋大学．

[273] Think Vaccine 主催シンポジウム「感染症および感染症対策に関する情報の正確性・包括性について」2023 年 12 月 19 日．

[274] 日本医師会シンポジウム「新たな感染症に立ち向かうために〜新型コロナの教訓を踏まえて〜」後援：朝日新聞社　https://www.asahi.com/ads/202402nihonishikaionline/?cid=pre1

拡大に向けた取組の全体像」[275]（この文書は，その後の政府等から発出される文書の中でしばしば「全体像」という略称で言及されているため，本書においても，以下「全体像」という．）がある．これによると，「基本的考え方」として，「医療提供体制の強化，ワクチン接種の促進，治療薬の確保」という3つの取組により「病床ひっ迫」を「これまでより生じにくく」させ，もって「国民の命と健康を損なう事態を回避」し，「経済社会活動の継続を可能とする新たな日常の実現を図る」という方針が掲げられている．この文書の注目点は2つある．1つ目は，この文書が出された2021年11月時点で，既に緊急対応としてではなく「新たな日常」の中の医療提供のあり方が模索されている点だ．つまり，「次の感染拡大に向けた安心確保のための取組」は，「日常」を見据えた取組として想定されていたことになる．2つ目は，そのような目的に対して，戦略として掲げられている「医療提供体制の強化」の中身がマッチしているか，という点である．

　この2つ目の点について，まず「医療提供体制の強化」の冒頭に「病床の確保」が掲げられ，国立病院機構（NHO）及び地域医療機能推進機構（JCHO）[276]を中心とした公立・公的病院での病床確保の進捗状況が記載されている．NHOは，その設置法において「緊急の必要がある場合の厚生労働大臣の要求」として，「厚生労働大臣は……公衆衛生上重大な危害が生じ，若しくは生じるおそれがある[277]

---

[275] https://corona.go.jp/expert-meeting/pdf/kihon_r_031112_2.pdf
[276] 政府の新型コロナ対策分科会の会長であった尾身茂氏は，2014年4月から2023年3月までJCHO理事長であり，尾身氏はJCHOの前身の独立行政法人年金・健康保険福祉施設整理機構の理事長も歴任した．https://www.mhlw.go.jp/general/saiyo/dl/190401_04.pdf
[277] 独立行政法人国立病院機構法21条1項．

緊急の事態に対処するため必要があると認めるときは……15条第1項1号（医療を提供すること）……の業務のうち必要な業務の実施を求めることができる．」としている．JCHO の設置法にもほぼ同様の規定がある[278]．その上で，NHO も JCHO も共に，「厚生労働大臣から……求めがあったときは，正当な理由がない限り，その求めに応じなければならない．」としている[279]．つまり，NHO も JCHO も，国立病院でないにも関わらず，緊急時においては国立病院のような国からの命令に対する服従義務が定められているのだ．「全体像」は，病床確保にあたって，「都道府県と医療機関の間において……患者を受け入れることができない<u>正当事由等</u>について明確化した書面を締結する」（下線は筆者）としているところ，この「正当事由等」は，NHO 及び JCHO の設置法における「正当な理由」と同義と考えられる．しかし，それはあくまで，設置法に感染症有事（という公衆衛生上の重大な危機）における厚生労働大臣の命令への服従義務が規定されている NHO あるいは JCHO に限られる解釈だ．「全体像」が記述している「医療提供」は当然その他の医療機関への適用も想定される．その場合，コロナの入院を「受け入れることができない正当事由等」とは一体何を指すのかが問題となるが，これは医師法19条1項の応召義務免除における「正当な事由」[280]

---

[278] 独立行政法人地域医療機能推進機構法21条1項．
[279] 独立行政法人国立病院機構法21条2項及び独立行政法人地域医療機能推進機構法21条2項．
[280] 医療法1条の5第1項後段「病院は，傷病者が，科学的でかつ適正な診療を受けることができる便宜を与えることを主たる目的として組織され，かつ，運営されるものでなければならない．」に基づいて，「病院も，医師と同様の診療義務を負うと解するのが相当」とした下級審判例（神戸地裁平成4年6月30日）がある．そのため，応召義務は，医師法に基づく医師個人の義務であるだけでなく，医療法に基づく医療機関の義務であるともいえる．

だと考えるのがもっとも自然であろう．しかし，上述したように，少なくとも行政通知上はコロナ診療について応召義務がなかった．そうすると，「全体像」が，都道府県と医療機関の間で，「正当事由等について明確化した書面を締結する」ことを求めたとしても，「コロナ疑いだから」の一言で終わってしまう．このように，感染症法上の位置づけと 2019 年 12 月 25 日の通知における応召義務の免除という問題の構造的要因を放置したまま，いかなる努力義務や協定を誓わせたり文書で締結させたりしても，それによって医療機関（とくに民間病院には，公的病院のようなそれを可能にする法令や公立医療機関のような命令服従義務がないので）の行動を強制的に変えることはできない．「1 類・2 類感染症等」に対する応召義務という医師法上の土台を行政文書が一律に否定したままなのだから当然である．これでは，コロナの時に「義務はなくとも自分たちはやる」として自ら診療した英雄的な医療者に今後も依存していくというのと何も変わらない．

　そして，「全体像」の提示する「医療提供体制の強化」には，もう 1 つ大きな弱点があった．それは，「医療提供体制」の中に診療所や中小病院を中心とする，軽症者への外来診療の役割が書かれていないことだ．確かに「全体像」の中には，「自宅・宿泊療養者への対応」の項目がある．しかし，その具体的中身は「オンライン診療・往診・訪問看護の実施等」となっている．つまりこれは「医療アクセスが悪かった原因」で既に整理したコロナ診療の内訳のうち，ステップ④初期診療で軽症だった場合の重症化モニタリングに相当する機能である．言い換えれば，ステップ①発熱その他の症状に対する診療（解熱薬，去痰薬処方等），ステップ②検査，そしてステップ③重症度判定といった，初期診療（ファーストタッチ）のことを

指しているのではない．このうちステップ②検査については，確かに「全体像」においても，「誰もが簡易かつ迅速に利用できる検査の環境整備」として，「ワクチン接種を受けられない者を対象として，社会経済活動を行う際の検査を来年（筆者注：2022年）3月末まで予約不要，無料とできるよう支援を行う」としている．しかし，これはそもそも時限的特例措置であることが文言上も明らかであり，「日常」というこの文書の冒頭に掲げられた目標と乖離する．おそらく，文書の趣旨に合わないこのような記述が混入してしまった背景には，2021年秋に，いわゆるワクチン・検査パッケージ[281]が目玉政策としてうち出されていたことがあると考えられる．しかし，ワクチン・検査パッケージは，ワクチン接種の有無と検査（多くはその場で実施する簡易キットによる抗原定性検査）の結果を等価とするものであり，科学的にも政策的にも元からかなり無理があるものだった[282]．大規模イベント等の再開に向けた一種の政治的方便として用いられたものに過ぎず，このような制度を継続的に実施し続けている国が2022年にはほぼ皆無となっていたことからも[283]，一時しのぎ

---

281 新型コロナウイルス感染症対策本部「ワクチン・検査パッケージ制度要綱」2021年11月19日．https://corona.go.jp/expert-meeting/pdf/kihon_r_031119_1.pdf

282 筆者は，ワクチン・検査パッケージについて「感染対策ごっこ」あるいは「コスプレ感染対策」と呼んでいる．(「「感染対策やった感」で拡大は防げない——日医総研・森井大一主任研究員に聞く」m3.com 2021年11月15日．https://www.m3.com/news/open/iryoishin/981787)

283 WHOは"WHO mass gathering COVID-19 risk assessment tool"という大規模イベントのためのリスクアセスメントツールを公表していたが，2022年6月13日を最後に更新されなくなった．また，この最後のバージョンにおいて，自己検査での陰性証明（C.8.3）の価値は，症状のスクリーニング（C.8.6）と等価とされた．https://www.who.int/publications/i/item/WHO-2019-nCoV-Mass-gathering-RAtool-2022.1

以上のものでないことは明らかである．

　話を元に戻すと，「全体像」には，軽症者（いきなり救急車を呼ぶような状態ではなく，発熱やせき・たん・咽頭痛のような症状を有する患者）の初期診療（ファーストタッチ）の確保についての視点がない．つまり，「全体像」で想定されていた「医療提供体制の強化」は，原則として入院を必要とする患者のための病床確保であり，これに付け足してオンライン診療・往診・訪問看護等による重症化モニタリングが含まれているにすぎない．「全体像」では，外来への言及が治療薬確保の文脈でしかなされておらず，たとえばドイツにおける「20分の19」や，フランスにおける第2波以降の総合医（médecin généraliste）の役割の見直しや，2009年の新型インフルエンザにおける仙台方式のような"通常の"外来診療の評価（＝モザイクな有事の構え）が抜け落ちている．後述するように，このような瑕疵が，これ以降の政府の方針にそのまま修正されずに引き継がれてしまっている点で，「全体像」という文書の影響は大きい．

「新型コロナウイルス感染症へのこれまでの取組を踏まえた次の感染症危機に向けた中長期的な課題について」(2022年6月15日)

　次に政府の関連で発出された文書として重要なのは2022年6月の「新型コロナウイルス感染症へのこれまでの取組を踏まえた次の感染症危機に向けた中長期的な課題について」[284]（以下，「有識者会議報告書」という．）である．これは，2022年5月から6月にかけて

---

[284] 新型コロナウイルス感染症対応に関する有識者会議「新型コロナウイルス感染症へのこれまでの取組を踏まえた次の感染症危機に向けた中長期的な課題について」2022年6月15日．https://www.cas.go.jp/jp/seisaku/coronavirus_yushiki/pdf/corona_kadai.pdf

行われた新型コロナウイルス感染症対応に関する有識者会議での議論を踏まえてまとめられた．この有識者会議報告書のポイントは5つある．1つ目は，「全体像」についても述べたように，「医療提供体制の強化」という場合の「医療提供」が病床確保やモニタリング体制以外の要素，とりわけ初期診療をどこまで含んでいるかである．

有識者会議報告書は，先の「全体像」が取りまとめられたことで「保健・医療提供体制の強化」に「取り組」まれ，その結果「都道府県と医療機関との間で新型コロナウイルス感染症に対応する病床等を提供する協定の締結などが行」われ，「新型コロナウイルス感染症発生以降，最大の新型コロナ病床の確保が図られた」とした．つまり，「全体像」の求める「医療提供体制の強化」が病床確保であったことがここでも改めて確認される．その上で，有識者会議報告書には，外来診療への視点が「全体像」よりは多少広い意味で盛り込まれている．具体的には，「自宅・宿泊療養者，陽性の施設入所者への医療提供体制の確保等」として「外来診療」の意義が強調されている．これは，「全体像」にはなかった視点であり，有識者会議報告書における進歩と言える．

ポイントの2つ目は，外来診療の充実について，かかりつけ医またはかかりつけ医療機関の「体制の確保」や「組織的に関わる仕組み」が強調されている点である．これらが具体的に何を指すのかはこの文書だけでは分からないが，いわゆる登録制のあるかかりつけ医制度がコロナにおける医療提供体制として機能しなかったことは，イギリスや第1波までのフランスの事例から明らかである．そして，当然ながらこの時点においても日本の医療制度の中に登録制のある

---

285 https://www.cas.go.jp/jp/seisaku/coronavirus_yushiki/index.html

かかりつけ医制度は存在していなかったし，その実現が具体的なロードマップに乗っていたわけでもなかった．そのため，有識者会議報告書が言及する「かかりつけ医機能が発揮される制度整備」は，患者が自らの権利としてかかりつけ医を選ぶということ，そのような自由意思に基づく自生的な信頼関係を基礎とした医師患者関係であること，そしてそれを環境面から支える施策としての経済的保障と，その前提としての応召義務の明確化が重要であるという意味であろうと思われる．

　そして，ポイントの3つ目は，有識者会議報告書の「医療提供体制の強化」の力点が，感染症法に基づく強制的な入院や強制的な入院受け入れにあると読み取られかねないという点である．具体的には，以下のような記述がある．

　　通常医療よりも多くの医療人材を必要とする新型コロナ医療を行うためには，<u>医療資源を再配置する必要がある</u>（下線は筆者）．とくに，感染症法に基づく入院勧告・措置は，通常，医療機関と患者との間の合意により提供される医療に行政が介入する仕組みであり，病床の確保に加え，入院調整や移送なども必要となるため，次の感染症危機を考えれば，平時から関係者間の情報共有やきめ細かい調整，役割分担・連携が必須となる．

　この文章において，前段の「医療資源を再配置する」ことと，後段の感染症法への言及がどのようにつながるのかははっきりしない．しかし，有識者会議では，「法令に基づかない形で，様々な要請ベースで」[286]種々の対策が行われてきたことの問題点が指摘されたり，「法律も要請ベースで危機対応をしているところが問題」[287]とされ，

また現行の感染症法自体が「要請ベース」であるとして「もっと明確に法律を書いてほしい」という議論がなされていた[288]．このことを踏まえると，行政権限を強化した感染症法によって「医療に行政が介入する仕組みで」，「医療資源を再配置する必要がある」と言いたいのかもしれない．その上で，有識者会議報告書の「終わりに」では，「今回の検証は……感染症法のあり方，などに重点を置いて実施した」としている．つまり，上記の感染症法の運用についての提案は，有識者会議の重点項目だったのである．

この議論を粗く言い直せば，要請ベースで病床確保が進まないのであれば，法律で強制的にでも確保してしまえばいい，という主張である．しかし，法律で強制できることが病床確保の実効性につながらないことは，コロナを通して実証されたのではなかったか．上述したように，NHO や JCHO の設置法にはすでに，「医療に行政が介入する仕組みが，明確に法律に書かれている」からである．これは，公務員としての命令服従義務が法律上明確に規定されている[289]公立病院とほぼ同様に，強制的な受け入れをも可能にする法律の規定である．しかし，周知の事実として，実際には，国立病院であれ，NHO であれ，JCHO であれ，これらの公立・公的病院での受け入れが法律に基づいて強制されたと言える場面はほとんどなかった．一部の自治体病院が市長や知事の指示に基づいてコロナ専用病院となった例が数例あるに過ぎない．上述したように国立病院でさえ，たったひとりの職員の感染を理由に外来を1週間停止すると宣言す

---

286 https://www.cas.go.jp/jp/seisaku/coronavirus_yushiki/pdf/gijiroku_5.pdf
287 https://www.cas.go.jp/jp/seisaku/coronavirus_yushiki/pdf/gijiroku_4.pdf
288 https://www.cas.go.jp/jp/seisaku/coronavirus_yushiki/pdf/gijiroku_2.pdf
289 国家公務員法 98 条 1 項又は地方公務員法 32 条．

るという醜態をさらしたのである．これは，フランスでの第1波における 80% や，イギリスでの第2波における 50% の病床がコロナに転用されたのとはまったく様相が違う．もし，公立病院や公的病院で，そのような積極的な運用がなされていれば，「ピーク時に 23 万人」と想定された自宅・宿泊療養者のうち入院が必要なすべての患者を受け入れることも可能となり，病床ひっ迫は問題にすらならなかっただろう．要するに，国家公務員法や NHO 法・JCHO 法が規定する行政の命令権限は，確かに伝家の宝刀ではあったが，それは"抜けない宝刀"だったのである．感染症法や新型インフルエンザ等対策特別措置法を改正して，行政が強制的に医療機関に患者受け入れをできるようにする条文を作ったとしても，抜けない刀がもう1つ増えるだけのことに過ぎない．感染症有事における病床確保について，法律によって行政に強い権限を与えれば病床確保ができるという前提に立っているかのような有識者会議の一部の構成員による議論は，コロナ診療の実態をまったく知らない者による空想でしかない．

　むしろ今回のコロナで明らかとなった感染症法（あるいは新型インフルエンザ等対策特別措置法）の問題点は，入院の勧告・措置のような収容主義に軸足を置きすぎていることだ．流行のごく初期における収容主義については許容する余地を留保するとしても，日本で

290　入院が必要な患者が，23 万人の療養者の2割であると仮定すると，4万 6000 人分の病床を確保すれば済む．これを，公立・公的医療機関を中心とした 2000 病院だけで対応すると仮定すると，ひと病院あたり平均で 23 人分の病床を確保することになる．イギリスで 50%，フランスで 80% の病床がコロナに転用された実態があったことと比較すれば，一病院あたり平均で 23 人という受け入れ数は，決して大きな数字ではない．法律の強制力を実際に行使することができれば十分に可能だといえる．

291　筆者の知る限り，いわゆる西側先進諸国において，日本のような積極的な収容

は，法律上この収容主義は3000万人の累計感染者数を記録した2023年5月まで続いたのである．そこから見える問題点を敢えて抽象化して言えば，私権制限をもやむなしとする有事法（martial law）としての性格を持った感染症法や新型インフルエンザ等対策特別措置法に，入院の勧告・措置のような緊急事態措置を発動した際の出口規定が十分ではなかったことである．その意味で，「もっと強制力のある感染症法にすべき」とも読まれかねない有識者会議報告書の記載は，力点の置き方が間違っている．

この点について，有識者会議に意見交換出席者として参加していた日本医師会の中川俊男会長（当時）は，「決して法的に強制的にやるということは現実的には無理というか，するべきではない」と述べている．これは，医療現場の実態を踏まえた意見であり当然の主張と言える．

有識者会議報告書の4つ目のポイントは，新型インフルエンザ等対策特別措置法の問題点を適切に指摘している点だ．具体的には以下のような記述がある．

> 新型インフルエンザ等対策特別措置法（以下「特措法」という．）に基づき，新型インフルエンザを念頭に，<u>病床確保や入院調整のあり方等を含む行動計画が定められていたが</u>（下線は筆者），感染症危機時に実際に病床を確保するために必要な対応（医師・看護師等の医療従事者の確保や広域派遣，通常医療との

主義を長期にわたって採った国はない．積極的な収容主義の前提となる「後ろ向きの積極的疫学調査」について，尾身茂氏は，自著の中で「多くの国で実施されていない」と記している（尾身茂『1100日間の葛藤――新型コロナ・パンデミック，専門家たちの記録』日経BP，2023年）．

両立を含む病床の柔軟な運用,入院患者の転院調整等)など実際の具体的な運用に関して,感染症法に基づく予防計画や医療法に基づく医療計画との連携ができていなかった.

　この箇所に関して,前段の行動計画が病床確保と入院調整を軸としていたとする課題の抽出は間違っていない.医療法に基づく医療計画との連携という枠組みの提示も,抽出した課題へのアプローチとして妥当である.不十分だと思われるのは,この医療計画の具体的内容として,軽症者を含む初期診療を担う機能としての外来診療が明示されていないことだ.むしろ,「病床を確保するために必要な対応」が運用上の具体例として例示されているように,「医療計画との連携」もあくまで「病床確保」という狭い問題設定の中での議論に終始している.
　フランスの病院における,医療的緊急事態を想定した行動計画であるホワイトプラン(plan blanc)及びそれに基づいた危機管理ガイドの最大の反省点とされたのは,入院機能を持った病院での対応しか想定されていなかったことだ.総合医(médecin généraliste)の役割が軽視されたことが,第1波の混乱を助長した要因であることについては,フランス社会全体の共通認識だ.それは,2020年4月に政府が,「かかりつけ医を受診するな」とした当初の方針を撤回し,また,同年6月の国会における公聴会で「総合医がシステムの中心に十分に据えられていなかったこと」が「大きな教訓」と述べられたことからもうかがい知れる.このように,医療提供の枠組みをコロナの実態に適応させたことで,第2波以降の混乱を回避したというのがフランスにおけるコロナの経験であり学びであった.その点で,有識者会議報告書が,入院機能を中心とした感染症有事

の行動計画に医療計画との連携を提案した点は評価できる．しかし，その具体的内容として軽症者への初期診療が急性期病院の負担とならないような方策が盛り込まれていないのは，「仏作って魂入れず」というほかない．

　そして，最後に，5つ目のポイントは，有識者会議報告書が応召義務の免除というコロナ診療の難点に一切言及していないことである．おそらく，コロナ診療が（感染症法上の位置づけを前提として）2019年12月25日の医政局長通知によって実質的に応召義務を免除されていたことを，この有識者会議の構成員が認識していなかったか，または何らかの理由で意図的に言及を回避したものと思われる．有識者会議の議論の中では，古市憲寿構成員が「医師法第19条の応召義務」に言及しているものの，コロナにおいては行政通知でその応召義務が公的に免除されているということ自体の指摘はなかった．その事実を認識せずに（あるいは無視して），一般的意味で「応召義務が形骸化」しているという主張をしているにすぎない．

　ちなみに日本の応召義務は，「医師が国に対して負担する公法上の義務」とされる[259]．この点で，かかりつけ医がコロナ診療で決定的な役割を果たしたドイツの応召義務とは性格が違う．ドイツにおける応召義務は，保険医資格の要件としての義務である[122,293]．つまり，ドイツでの応召義務違反は，保険医資格の喪失を意味する．これは，違反の効果が一見分かりにくい「国に対する公法上の義務」などという甘いものではなく，かなり強烈な効力を持った義務である．もちろん，日本の応召義務であっても，その義務に違反すれば不法行

292　https://www.cas.go.jp/jp/seisaku/coronavirus_yushiki/pdf/gijiroku_3.pdf
293　https://www.aerzteblatt.de/archiv/203493/Dienstvertrag-Behandlungspflicht-des-Arztes

為となり,それによって有害事象が起こった場合には,損害賠償請求を受けうる[294].しかし,そのようなサンクションは,提訴裁判図式の中で実現されるサンクションである.そうすると,日本での応召義務が現実に問題になるのは,裁判所の中での争いにほぼ限られる.その意味で,日本の応召義務は幾分現実味の薄いものであり,いうなれば「神棚に飾っておくべき義務」となりがちである[295].その点で,古市構成員が指摘しているような「形骸化」という実態は確かにある.しかし,コロナに関する応召義務の問題は,「神棚に飾られている」ことではなく「神棚にもない」ことなのだ.

　そのような議論の成り行きを反映してか,有識者会議報告書では,(相変わらず病床確保に終始した議論ではあるが)「通常医療に用いている病床を新型コロナ病床として確保するには,医師・看護師の派遣や入院患者の転院など,多くの調整が必要になり,平時から,そのための仕組みやルールなどを定めておかなければならない.」との方向性を示した.しかし,そもそも「コロナを診るのは一部の医療機関だけ」という前提での「調整」にどれほどの実効性があるのか疑問を持たざるを得ない.「感染拡大防止と社会経済活動の両立に向けた政府の取組」として平時に取り込んだ医療提供のあり方を論じているのに,感染症診療の全部を一部の医療機関に限定しているという問題をスルーして,漠然と「調整」,「仕組み」,「ルール」と言ってもほとんど意味がない.

　有識者会議報告書は,2か月という限られた時間の中でまとめら

294　この他に,療担規則ないしは健康保険法違反の効果として,保険医資格の喪失も考えられるが,実例は確認できない.

295　「医師の働き方改革に関する検討会」(https://www.mhlw.go.jp/stf/shingi/other-isei_469190.html)においても,「訓示的規定」という整理がされた(https://www.mhlw.go.jp/content/10800000/000357058.pdf).

れたもので，この中で可能な限り充実した議論がなされ取りまとめられたものである．しかし，そのような時間的制約のためか，上記に取り上げたような重要な点がいくつか抜け落ちている．今後医療計画の中でコロナのような感染症有事に対する準備が具体的に策定されていくことになるが，この有識者会議の問題意識を基礎としつつも，有識者会議報告書がカバーしきれなかった点についても，中心課題として置きなおす必要がある．そのような行政末端における修正力が発揮されなければ，「今度こそ，次の危機までに行うべき取組の実施を確実なものにする」という有識者会議報告書の目標も達成することは難しくなるだろう．

「新型コロナウイルス感染症に関するこれまでの取組を踏まえた次の感染症危機に備えるための対応の方向性」（2022年6月17日）

　有識者会議報告書の発表（2022年6月15日）を受けて政府は，2022年6月17日に「新型コロナウイルス感染症に関するこれまでの取組を踏まえた次の感染症危機に備えるための対応の方向性」（以下，「コロナ対策本部決定」という.）という文書を出している[296]．この中には，感染症有事における医療提供体制のあり方として，いくつかの新しい提案がある．もっとも重要なものは，「医療機関との協定」である．これは，「「全体像」の仕組みを法定化」するものとされ，「全体像」が整備指針として機能していることが分かる．そして，注目すべきなのは，この協定が入院受け入れだけを対象としたものではなく，「外来医療の確保」をもその射程にとらえていることだ．もっとも，公立・公的医療機関以外の民間病院との協定

---

[296] https://www.kantei.go.jp/jp/singi/novel_coronavirus/th_siryou/kihon_r_040617.pdf

については,「都道府県医療審議会における調整の枠組み」に言及した上で,「平時から必要な病床を確保できる体制を整備する」(下線は筆者)として,協定の行政側主体である都道府県が調整の対象とできるのが,病床確保に限られるようにも読める.もっとも,あえて病床確保以外の「調整」を許容しない趣旨であると解釈する必要はなく,その主眼が病床確保にあることを示しているという程度に考えるのが穏当であろう.

そして,病床確保以外の機能である「自宅・宿泊療養者等への医療提供体制の確保等」においても,あらかじめ都道府県と医療機関が「協定」を締結することが提案されているのだが,この協定の対象とされているのは,相も変わらず「自宅・宿泊療養者に対する医療の提供や健康観察の実施」であり,初期診療(ファーストタッチ)は含まれていない.これは,一番最初の「全体像」での問題点の整理が不十分であり,なおかつ有識者会議報告書においてもそれを修正しきれなかったことの帰結であると言える.このような方向性と合わせて,一般の医療機関に「1類・2類感染症等」の応召義務が一律に免除されたままであれば,たとえば,発熱した患者が胸部単純写真(レントゲン)等の必要な検査を受けて重症度判定されるのは,原則的に協定を結んだ病院(その多くは公的・公立を中心とした急性期病院が想定されている)[297]しかなくなる.ここでの議論が,コロナと同等の感染力と病原性を持った感染症であることを想定しているところ,より広い診療体制を敷くためには,速やかに感染症法の位置づけを「1類・2類感染症等」から引き下げるか,発熱外来等

---

[297] 施行通知「「感染症の予防及び感染症の患者に対する医療に関する法律等の一部を改正する法律」の一部の施行等について(通知)」医政発0526第11号.(https://www.mhlw.go.jp/content/001102407.pdf)

のかかりつけ医機能の範囲の診療について応召義務の取り扱いを変えるかのいずれかの対応を採る必要がある．さもなくば，このような協定締結医療機関（民間の診療所や中小病院は少ないだろう）を都道府県がどうにか確保したとしても，ひとたび一定規模の流行が起これば，そのリソースはすぐに尽きてしまう可能性が高い．

　そのことは，2020年4月の第1回目の緊急事態宣言の経緯を振り返れば明らかだ．2020年4月7日に同年5月6日までを期限として緊急事態宣言が発令されたが[298]，同年5月4日には「医療提供体制もひっ迫してきていること」を理由として，同年5月31日まで延長されることとなった[299]．しかし，延長が決定された5月4日までの累積陽性者数は1万5000人であり，日本には8000の病院と10万5000の診療所があり[300]，コロナの第1波における重症化率が5％で，入院が必要なのは2割とされていたことに鑑みれば[301]，「医療のひっ迫」が，緊急事態宣言を延長しなければならないほどに深刻であったことは自明とは言えない．おそらくその背景には，第1波において，感染症指定医療機関への収容を軸として，ごく限られた医療機関だけがコロナ診療を行うこととされたことの影響があると思われる．感染症指定医療機関（結核以外）は全国に450施設程度であるところ[302]，累積陽性者数が1万5000人に過ぎなかったとしても，陽性者やその疑い患者すべてを，感染症指定医療機関や大学病院をはじめとする急性期病院だけで受け止めるのは困難である．つまり，

298　https://corona.go.jp/news/pdf/kinkyujitai_sengen_0407.pdf
299　https://corona.go.jp/news/pdf/kinkyujitaisengen_gaiyou0504.pdf
300　https://www.mhlw.go.jp/toukei/saikin/hw/iryosd/22/dl/11gaikyou04.pdf
301　『新型コロナウイルスCOVID-19 診療の手引き第2版』（2020年5月18日）
　　https://www.mhlw.go.jp/content/000631552.pdf
302　https://www.mhlw.go.jp/bunya/kenkou/kekkaku-kansenshou15/02-02.html

緊急事態宣言を延長せしめた「医療ひっ迫」とは「局所的な医療ひっ迫」だったのである．日本医師会総合政策研究機構の報告でも，第1回目の緊急事態宣言が発令されていた2020年4月及び5月の対前年同月比の総件数（実患者数に相当）は，20％弱減少していることが指摘されている．つまり，この時期の診療所にとっての最大の問題は，医療ひっ迫ではなく「厳しい受診控え」[303]であったのだ．これは第1波において，イギリス（及びフランス）のかかりつけ医の受診が30％減少したのとほぼ同様の動きと言える[304]．

　日本における第1波の流行は，その後の流行に比べればかなり小さな規模のものであった．そのような小さな流行であっても，コロナ診療に含まれる機能別（すなわちステップ①からステップ⑦まで）に適切な医療提供体制を構築することなく，限られた医療機関，とくに重装備の急性期病院や，感染症診療に慣れた医療機関だけをコロナ診療の受け皿としてしまえば，緊急事態宣言を延長せざるを得ないほどの「局所的な医療ひっ迫」をもたらしてしまうことになる．そして，「次の感染症危機に備え」かつ感染禍にあっても可能な限り「経済社会活動の継続」を維持するというのであれば，コロナ診療をより正確に分類して，ステップ⑤から⑦までの，重症化モニタリング，病床確保，集中治療確保の機能を如何にして温存するかをこそ考えなければならない．そのためには，現在見落とされている初期診療を広範な医療機関によって確保することがやはり不可欠である．

303　https://www.jmari.med.or.jp/wp-content/uploads/2021/10/RE106.pdf
304　イギリスについては，図4及び図5を参照．フランスにおいては，CNAMでのヒアリングで，「専門医で60％，総合医で30％の診療活動の減少があった」と証言された．

ところで，「局所的な医療ひっ迫」を理由とした緊急事態宣言の発出というのは，本来やや奇妙な現象である．医療はそもそも，個々人に起こる健康上の非常事態を受け止めるための社会的装置だ．どんな個人も，いつ健康上の問題によってそれまで当たり前であった日常が揺らいでしまうか本当は分からない．そうであるにも拘わらず，今日が昨日と同じように，明日が今日と同じように迎えられると信じて，ひとまず安心して暮らせるのは，システムとしての医療がこの社会に整備されているからである．そのような一人ひとりの安心が，個人の幸福と社会の安定・発展の基礎である．だからこそ，医療が大事なのだ．ところが，医療ひっ迫を理由とした緊急事態宣言は，この論理が倒錯してしまう．つまり，医療の日常性を守るために，社会全体に非日常性を強いることになるからである．それにも拘わらず「医療ひっ迫を理由とした緊急事態宣言」が法的にも許容されている[305]のは，医療がもっとも基礎的な社会基盤であるからこそだ．医療全体がひっ迫してしまえば，途端に社会は不安定化するというリスクは確かにある．しかし，「局所的な医療ひっ迫」が社会全体の日常性の維持にも優先すると言えるかは，かなり微妙な問題だ．「個々人の非日常性を引き受ける」という医療の本質に照らせば，「医療」を「社会」の前に置く場面は限定して考えるべきではないだろうか．

305　2021年2月3日に新型インフルエンザ等対策特別措置法が改正され（https://www.shugiin.go.jp/internet/itdb_housei.nsf/html/housei/20420210203005.htm），さらに同月10日に新型インフルエンザ等対策特別措置法施行令が改正された．この改正施行令6条が実質的に，緊急事態宣言の発出要件となっているが，その中に「感染拡大又はまん延により医療の提供に支障が生じている」と規定された．これによって「感染拡大」と言えずとも，「医療の提供に支障」といえれば緊急事態宣言を出せることとなった（https://corona.go.jp/news/pdf/sekoutuuchi_20210212.pdf）．

筆者は，「コロナ対策本部決定」が打ち出した（そしてその半年後に実際に法制化された）都道府県と医療機関との協定という手段には，現時点では懐疑的である．この文書がいう「感染症に対応する医療機関の抜本的拡充」の「具体的事項」の中に，「数値目標等を盛り込んだ計画」の策定が掲げられている．そして，その数値項目として「病床，発熱外来・診療，後方支援，人材派遣」が例示されている．問題は，これらの機能の提供と応召義務免除のどちらが優先されるのかがはっきりしないことである．たとえば，上記計画に基づいて「発熱外来・診療」という機能について医療機関と都道府県の間に協定が結ばれたとする．その場合，協定を結んだ以上は，応召義務の免除はもはやなくなるのか．それとも，協定は法律関係とまでは言えず，対象が「1類・2類感染症等」である限り，医療機関は2019年12月25日医政局長通知による応召義務の免除をなお主張することができるのか．さらには，このような協定を結ばなかった医療機関は，当然に応召義務が免除されるのか．ドイツでコロナ診療の「20分の19」を引き受け，急性期病院の機能を温存するための"防御壁（Schutzwall）"として機能したのは，感染症内科ではなく，一般内科でもなく，かかりつけ医（Hausarzt）でもなく，すべての開業医であった．そのことを踏まえれば，「次の感染症危機」に対しては，すべての医師・医療機関の役割を大前提として，それぞれの医療機関の機能に応じて，コロナ診療において分類したのと同様の分類，すなわち，

　　ステップ①　発熱その他の症状に対する診療（解熱薬，去痰薬処方等）
　　ステップ②　検査

ステップ③　重症度判定
ステップ④　重症だった場合の高次搬送
ステップ⑤　初期診療で軽症だった場合の重症化モニタリング
ステップ⑥　中等症患者の入院（酸素投与等）
ステップ⑦　重症患者の集中治療

のいずれかの機能を果たすという協定でなければ，実効性のあるものにはならないだろう．

感染症法改正（2022年12月9日成立，2024年4月1日施行）

　実際に，「コロナ対策本部決定」を受けて，2022年12月9日に感染症法が改正された[306]．この改正の多くは，2024年4月1日に施行された．その主たる内容は，「コロナ対策本部決定」が方針として示していた「協定の法定化」である．その中身を見ていくと，まず改正法36条の2第1項2号において[307]，当該感染症が疑われる患者の「診療を行うこと」として初期診療としての外来診療が位置づけられている．これは，「全体像」や，有識者会議報告書や，「コロナ対策本部決定」といった一連の"振り返り"文書ではほとんど無視，あるいは軽視されていたものだ．その点で，改正感染症法が初期診療という意味での外来機能を示したものとして評価できる．そして，このような外来機能に加えて，自宅療養・宿泊療養を行っている患者の重症化モニタリング[308]等を行うことが想定される医療機関

306　https://www.shugiin.go.jp/internet/itdb_housei.nsf/html/housei/21020221209096.htm

307　36条の2第1項各号自体は，公的病院等のみの規定だが，36条の3第1項第1号で，医療措置協定を結んだ民間の医療機関にも準用されている．

308　改正感染症法36条の2第1項各号．

として,「第二種協定指定医療機関」が創設されることとなった[309].

　しかし,これで考え尽くされた対策と言えるだろうか.病床機能を守るための防御壁（Schutzwall）に相当するものとしては,「感染症法に基づく「医療措置協定」締結等のガイドライン」[310]の「発熱外来」がこれにあたるが,日本医師会に対する厚生労働省の説明によると[311],流行初期（最初の3か月）は1500機関が全国での数値目標となっている.これは人口8万人に1つの発熱外来という割合である.これは,ドイツのかかりつけ医（Hausarzt）が1607人の住人に1人配置されていることと見くらべるとかなり少ない.そもそも,日本には約8000の病院と,10万5000の診療所があるが,そのほとんどの医療機関は,少なくとも最初の3か月間,（2019年12月25日の医政局長通知の効力がそのままであれば）応召義務もなく,コロナ診療を実質的に免除されることになる.しかも,上記の厚生労働省の説明では,「協定締結医療機関には,コロナ対応を行った医療機関が想定」されているとされており,流行初期における発熱外来の担い手は,既にコロナで実績のある,急性期病院となる可能性が高い.そしてその多くは公立・公的医療機関になるだろう.そうす

309　改正感染症法6条17項からは,医療措置協定に基づきつつも,外出自粛対象者の医療のみを行うことが第二種協定指定医療機関の役割であるように読めるが,施行通知（医政発0526第11号 https://www.mhlw.go.jp/content/001102407.pdf）によれば,「発熱外来及び外出自粛対象者の自宅療養者への医療の提供を行う医療機関である第二種協定指定医療機関」と定義されており,「発熱外来」が包含されているという解釈が示されている.

310　「感染症法に基づく「医療措置協定」締結等のガイドライン」令和5年5月26日（初版）（医政地発0526第4号）https://www.mhlw.go.jp/web/t_doc?dataId=00tc7705&dataType=1&pageNo=1

311　https://www.med.or.jp/nichiionline/article/011328.html

ると，国家公務員法，地方公務員法，JCHO 法，NHO 法等に国（又は地方自治体）の命令権限が既に規定されているので，この「協定」という感染症法上の新しい施策は，既にできることを改めて「本気でやりますよ」という確認をする意義を持つにとどまることになる．

　もっとも，初期以降については，4.2 万の医療機関が発熱外来を行うという数値目標となっている．これが実現すれば全医療機関の 40％ 弱となり，防御壁としての機能がある程度期待できる．

　その上で，新しい感染症法の下で，発熱外来を防御壁として機能させるために必要なことが 2 つある．1 つ目は，流行初期における発熱外来を担う医療機関を 1500 よりももっと多く確保することだ．そもそも，流行初期とそれ以降で，発熱外来の担い手を区別するのは現実的ではない．患者の受診先が実質的に急性期病院に限られていたイギリスや（第 1 波の）フランスでは，最初の患者が受診してから，救急外来がコロナ患者であふれかえるまでに数日とかからなかった．欧州のような規模の流行を想定すれば，3 か月もの間，限られた医療機関だけで持ちこたえるのは非現実的である．流行初期の発熱外来を担う 1500 に入らなかった医療機関としても「最初の 3 か月は協定の範囲外」という意識がいったん植えつけられれば，3 か月たった時点で「ここから先は協定の範囲内」として切り替えられるものだろうか．医療機関としては，「正当な理由」がなければ協定に反したことはできないとしても，スタッフの意識を協定によって縛ることまではできない．そのため，流行の初期から発熱外来に参画する医療機関を 1500 を超えて，その後の目標である 4.2 万と同等のレベルで確保するべきである．そうすれば，実質的に流行の初期／それ以降という区別を無効にすることができる．

2つ目に必要なことは，発熱外来を担う 4.2 万の医療機関に急性期病院を含めないことだ．4.2 万の医療機関に急性期病院が含まれてしまっていれば，防御壁を築く意味がなくなる．感染症有事においては，本来，急性期病院は重症患者や中等症患者の入院という国民の命を守るためにもっとも重要なリソースである．それにも拘わらず，診療所でも対応可能な軽症者の初診，重症度判定，解熱薬・去痰薬等の処方といったことに急性期病院が参画することを「協定」で求められることになれば，急性期病院は本来の役割を果たせなくなる．これは，GP が機能せずに病院の救急外来に患者があふれかえったイギリスの姿であり，「かかりつけ医には行くな．救急車を呼べ．」と政府が国民に指示した第 1 波におけるフランスでの帰結でもある．コロナの第 1 波における日本の大学病院や感染症指定医療機関もこのような初期診療の機能を担ったが，一部を除いては，イギリスやフランスのような極端な状況にならなかった．しかしそれは，単純に感染者の数が欧州諸国に比べて少なかったためだ．「次の感染症危機」を欧州並みの流行だと仮定したとして，それでもなおイギリスやフランスのようにさせないためには，急性期病院の機能を如何に温存するかを考えなければならない．

ところが，この発熱外来の確保についても，公的医療機関等（医療法の公立・公的医療機関等，特定機能病院，地域医療支援病院）[312]が中心となることがどうやら想定されているようだ．厚生労働省の説明[311]では，流行の第 2 段階に入った時点（流行初期以降開始時点，つまり流行開始から 3 か月たった時点）で発熱外来を担う医療機関としては，

---

312 「感染症法に基づく「医療措置協定」締結等のガイドライン」令和 5 年 5 月 26 日（初版）（医政地発 0526 第 4 号）https://www.mhlw.go.jp/web/t_doc?dataId=00tc7705&dataType=1&pageNo=1

括弧書きで「公的医療機関等」とされている．公的医療機関等は，おそらく「病床確保」の医療機関としても数えられることになり，入院も外来も請け負うことになる．これでは，日本でコロナ初期に見た姿とあまり変わらないし，防御壁を築けず，急性期病院だけが大混乱に陥ったイギリスや（第１波の）フランスとも同じである．公的医療機関の多くは，診療所ではなく病院である．しかも，特定機能病院をはじめとする，日本でもっとも高度な医療を担う急性期病院が中心である．このような医療機関に，発熱外来をはじめとする軽症者対応まで担わせれば，コロナ以外の一般医療への影響がダイレクトに発生する．これは，イギリスでのバックログ問題と同様の構造であり，何としても回避しなければならない．

つまり，「次の感染症危機」としてコロナを想定するのであれば，その流行の始まりについて日本での規模を想定するのか，それとも欧州レベルの規模を想定するのかで，この新しい感染症法の下での「協定」をベースにした対応の成否が変わる[313]．新しい対応策の実体は，公立・公的病院である急性期病院を中心とした対応の追認と拡充であり，入院機能と初期診療機能の分離がほとんど考慮されていない．そのため，防御壁は築かれず，「一部の病院だけがひっ迫する」という問題が繰り返される可能性が高い．欧州レベルの流行を

---

313 改正法の施行通知（https://www.mhlw.go.jp/content/001102407.pdf）は「今回の改正法においては，感染症発生・まん延時に備えて，平時から協定を結び，今回のコロナウイルス感染症において実施した現行の感染症の枠を超えた措置（通常医療を提供する病床を感染症対応を行う病床に切り替える等）を，協定に基づく措置として法律上に位置付けて実施すること等を想定している．」としており，次の「感染症危機」としてはコロナが想定されている．もっとも，公立・公的病院にとっては，国家公務員法，地方公務員法，それぞれの設置法に命令服従義務が規定されているため，「通常医療を提供する病床を感染症対応を行う病床に切り替える」ことも，「枠を超えた措置」とはいえず，この施行規則の記載は不正確である．

も想定するのであれば，感染症有事で必要とされる医療とはどのようなものがあるのかをより正確に分類し，患者の命に直結する急性期病床を如何にして守るかを考えなければならない．そのためには，「特別な病気には，重症度にかかわらず特別な医療機関をもって対応させる」という措置法的な発想をいったん横において，すべての医療機関が何がしかの感染症危機のための診療を請け負うという「モザイクな有事」の構えを取る必要がある．

次の感染症危機に備えるためには，改正感染症法による「協定」だけでは不十分である．感染症法という一種の措置法ないしはmartial lawは，その法体系自体が非常事態を対象としている．そのため，感染症法の中には，原則として「日常の中の医療」を書けない．これは感染症法という法律そのものの限界であり，今回の改正の瑕疵ではない．しかし，問題なのは，初期診療（ステップ①から③までの診療に相当するものであり，かかりつけ医機能として考えるべきもの）の視点が，感染症法にないだけではなく，国の「次の感染症危機への備え」そのものからも抜け落ちているように見えることである．そのことは，感染症法改正に至るまでの振り返り文書にこの視点がほぼ一貫して欠落していることや，「1類・2類感染症等」の応召義務の扱いがいまだに一律に規定されていることに端的に表れている．

その一方で，都道府県の裁量で定める医療計画が，従来の5疾病・5事業（がん，脳卒中，急性心筋梗塞，糖尿病，精神疾患と，救急医療，災害時における医療，へき地の医療，周産期医療，小児救急医療を含む小児医療）に，新たに「新興感染症」が加わり5疾病・6事業となった．これによって，日常の延長線上に新興感染症への医療提供を準備することが可能となった．しかし，その時に障害となる

のが，やはり応召義務の一律免除である．応召義務は，一種の訓示規定であり，それによって医療提供を確保するという効果は確かにほとんどない．しかし，たとえ訓示規定であっても，それすらなくなってしまえば，新興感染症についての医療計画と言ったところで，一部の特別な医療機関のタスクとしてのみ整理されることになる．それは，実質的に，感染症法という措置法下での対応と同じである．つまり，応召義務に関する規定をある程度弾力的にしておくことは，初期診療の提供を確保するための十分条件とは言えないまでも必要条件なのである．応召義務規定の弾力性を確保した上で[314]，実効性のある医療計画を都道府県が策定し，改正感染症法の「協定」も連動させることができれば，感染症有事が社会にもたらす非日常性を制度的に内部化することも可能かもしれない．本来の医療とは非日常性を請け負う社会的装置であることを思い出せば，有事であっても医療の側が軽々に問題を外部化するべきではない．必要なのは，や

---

314 そのためには，現行の 2019 年 12 月 25 日医政局長通知の存在やその運用は見直す必要がある．確かに，エボラ出血熱やペストといった感染症を一般の医療機関で診療することを義務として求めることは現実的ではなく，その必要性もない．しかし，コロナは，第 1 波の段階で，ある程度の感染様式と重症化が分かっていた．日本の感染症の専門家からも，「「恐くないところが恐い」という厄介なものだ．つまり，5 割の人が無症状，3 割も軽症のため，感染の自覚がないまま社会生活を続けることでウイルスをバラマキ続けてしまう．」（岩田健太郎　ビデオニュース https://www.videonews.com/marugeki-talk/993）という見解が示され，そのような見方は常識化していた．また，フランスのジルベール教授は，コロナが一般の医療機関で対処可能であることについて，「臨床医であれば初期の段階でわかった．」と証言している．日本の多くの実地医家が英雄的にコロナ診療に参画するようになったのも，「実際にやってみたらできることが分かった」という実体験が大きかったと思われる．そうであるならば，いったん「1 類・2 類感染症等」として応召義務が免除されたとしても，実態に応じて速やかにその分類を見直したり，「1 類・2 類感染症等」の応召義務免除についても何らかの留保や条件を設けるなどして，現行の一律規定は改めるべきである．

はりモザイクな有事という構えである．

おわりに

　登録制を見送った先のかかりつけ医機能制度整備に対する不満論の1つは，従来からのフリーアクセスのままではコロナのような感染症有事に対応できない，というものであった．フリーアクセスの代替制度としてかかりつけ医制度を論じるこの議論は，一部の経済学者や一部の民間シンクタンク及び一部の大手メディアを中心に根強い．この類型の不満論は，「かかりつけ医の登録制を導入して医療の重複を減らす」ことで，「社会保障のスリム化」を実現するべきという財政再建目的も見え隠れする．財政再建の必要性やその手段としてかかりつけ医の制度化が有益か否かについては本書の射程を外れるものであるが，かかりつけ医制度があればコロナの医療アクセスがもっと良かったはずだというのは，根拠がない．むしろ登録制と人頭払いに支えられたかかりつけ医制度を持つイギリスで極めて困難なコロナ状況が生じたことは，その逆であることを示唆している．また，GPと急性期トラストの間の機能分断がコロナ後のイギリスの医療提供をも困難なものとし，バックログとして5650万人のイングランドで750万人の入院待機患者を出していることは，医療提供体制には一定程度の機能重複がむしろ必要であり，単純に

---

315 「なすべきは異次元の歳出改革 柳瀬和央 中外時評」日本経済新聞，2023年6月28日朝刊6面．

316 「プライマリケアの拡充で医療費は抑制できない，むしろ増加する」との見解もある．二木立「プライマリケアの拡充で医療費は抑制できない，むしろ増加する——過去20年間の実証研究の結論」『文化連情報』535：24-31．

医療提供体制をスリム化すればいいというものでないことも示唆している．またフランスでは，受診医療機関をかかりつけ医に限定した平時の医療提供体制をコロナの間は停止し，フリーアクセスにすることで状況を改善した．

確かに，コロナ状況における医療アクセス，とくに発熱患者をはじめとするコロナに感染している可能性のあった患者の医療アクセスが悪かったことは，日本のコロナ対応の中でもっとも反省すべき課題である．しかし，この課題をフリーアクセスに原因帰属させるのは，欧州３か国での経験を詳細に見れば間違いであることが分かる．問題の本質は，一般医療として扱うべき状況に対してまで「特別扱い」し続けたことであり，それを基礎づけてしまった「危機対応」のあり方にある．

また，かかりつけ医の登録制を主張するもう１つの類型は，総合医（あるいはプライマリ・ケア）の社会的機能，つまり患者を疾患の観点のみから診察するのではなく，その患者を取り巻く住居，雇用，人間関係を含めたより広範な視点を持って問題解決を図る機能，を制度的に保障すべきとするものだ．これは，プライマリ・ケアや総合診療医を自認する医師らから主張されることが多い．確かに，地域の総合医は，患者の疾患だけでなくその患者を包摂する家族，近所づきあい，コミュニティを踏まえて患者に対応することが理想的である．実際，かつての実地医家は，患者の社会的背景を熟知した上で患者と向き合ってきた．このような医師像は，"medicine beyond pills and procedures"（薬と手技を超えた医療）というイギリスの social prescribing のスローガンとも親和性があるように見え

---

317 https://committees.parliament.uk/writtenevidence/118045/pdf/

る．しかし，分厚い地域コミュニティ自体が相当程度失われた今日の日本では診療自体が一期一会となることも珍しくなく，その前提条件が崩れている．地域コミュニティの弱体化はイギリスでも大差がないと考えられるが[318]，そのような中で GP が公共サービスの無料相談窓口となり，本来果たすべき医療機能を圧迫してしまっていることが深刻な問題となっている．social prescribing は，このような社会的役割を GP 以外の職種に効率的に担当させるための手段であり，"medicine beyond pills and procedures" の重要性が強調されているからと言ってそれを医師の役割としている訳ではない．

　むしろ，イギリスの social prescribing という取組の存在が示しているのは，登録制という形で医師患者関係を制度的に規定してしまったことの失敗である．医師患者関係もそれを強制や義務によって実現しようとすれば，無機質な契約関係に陥ってしまう．そうすると，どうしても互いが自己利益の最大化のためにその関係を利用しようとすることになる．市場でトマトやキュウリを売り買いするのであれば，このような自己利益の最大化という行動原理が，そこで取り引きされる財やサービスの質を向上させ，社会全体により大きな効用をもたらすことにもなるのかもしれない．しかし，トマトやキュウリとは違い，医療を継続的な信頼関係に基づくサービスであると考えるのであれば，このような無機質な（相手方の個性に着目しない，あるいは選択肢が極端に少ない）契約関係は医療にはむしろ不向きなものと言わざるを得ない．その点で，医師，とりわけ総合医の社会的機能を如何に担保するのかは重要な課題である．

318　UK communities on the brink of decline as two fifths feel disconnected, London Post, September 11 2022, https://london-post.co.uk/uk-communities-on-the-brink-of-decline-as-two-fifths-feel-disconnected

社会的機能の重要性は，医師が患者を思いやるという側面だけでなく，実は患者が医療提供者を大事にするという点にこそある．継続的な信頼関係がなければ，NHS や保険によって医療アクセスが制度的に確保されている医療というサービスは，どうしても過剰に，無駄に，不必要に消費されることになる．イギリスの場合，無機質な医師患者関係を帰結するおそれのある登録制に，窓口払いがないというもう1つの制度的特徴が加わって，非医療的理由によるGP サービスの過剰消費がもたらされている．"medicine beyond pills and procedures" という social prescribing のスローガンは美しいが，これが提唱されているイギリスの文脈を丁寧に見れば，(social prescribing が薬に取って代わるというような詐欺師的言説は論外としても) GP というイギリス型かかりつけ医制度がモラル・ハザードによって苦しんでいることの現れであることが分かる．

　医師患者関係も人間と人間の結びつきの1つである以上，その関係自体は自生的であるべきだ．それを支える制度はあるべきだが，ドイツでのコロナ状況における開業医への経済的保障がそうであったように，あくまで環境を整備するものでなければならない．制度そのもので，医師患者関係まで直接規定してしまおうとするのは，医師患者関係とは何たるかを見失った政策論である．

　地域コミュニティが失われた中で，患者の社会的背景にまで目を配れる医師をどのように作っていくのか．そのような医師の素養を基礎づける医師患者関係をどうすれば効率的に形成することができるか．それを支える環境としての制度はどうあるべきか．たとえば地域包括ケアシステムは，疑似的なコミュニティとして，かつての地域コミュニティに代替しうるか．これらは，今回の訪問調査を終えた段階においても，十分に答えの出せない問いである．しかし，

ひとまずは，かかりつけ医の制度化がその答えではないことを確認しつつ，心構えの問題として医師自身が社会的機能を自覚して研鑽を続けるしかない．これは地道な努力ではあるが，"それでもなお"価値のある努力である．職業としての医療を担う者である以上，この"デンノッホ"[319]を医療者は胸に刻まなければならない．そして，医師の職能団体である日本医師会にはその先頭に立つ責務がある．

---

319 Dennoch（それでもなお） マックス・ヴェーバー『職業としての政治』1919年．

索　引

アルファベット

Allgemeinmediziner …17, 19, 26, 28, 29
GP（General Practitioner）…iii, 17–21, 26, 27, 37, 38, 44, 45, 54, 55, 57–75, 79, 87, 88, 97, 99, 100, 118, 154, 159, 161, 162
CPTS（Communautés Professionnelles Territoriales de Santé）……iii, 99–103, 105
Hausarzt……………………17, 19, 26–29, 47, 49, 88–91, 93, 95, 114, 121, 150, 152
IPA（Infirmier/Infirmière de Pratique Avancée）…………101, 103–105
médecin généraliste／médecin général (e)……17, 19, 26, 27, 34, 39, 53, 97, 100, 114, 121, 136, 142
MT（Médecin Traitant）…17, 19, 26, 27, 39, 40, 53, 97–99, 104–106, 121
social prescribing ……23, 65, 70–73, 87, 160–162

あ　行

応召義務…51, 52, 124, 126–128, 133, 134, 138, 143, 144, 146, 147, 150, 152, 156, 157

奥田七峰子……………………………ii

か　行

かかりつけ医 …i–iii, 1–10, 12–17, 19, 25–29, 31, 37–41, 44, 47, 49–55, 57, 61, 62, 72, 87–97, 99, 100, 104–106, 112, 114, 128, 137, 138, 142, 143, 147, 148, 150, 152, 154, 156, 159, 160, 162, 163
────機能 …i, 1, 6–10, 12–15, 17, 25, 26, 49, 50, 52, 53, 62, 72, 88, 90, 105, 112, 138, 147, 156, 159
────機能制度整備 ………………1, 159
────制度…i, ii, 4–6, 8, 10, 12, 14–17, 26–28, 31, 39, 41, 44, 49, 50, 55, 57, 61, 72, 88, 97, 99, 100, 128, 137, 138, 159, 162
────制度の相対化…………………15
絆（Verbindung）………………50, 52
草場鉄舟………………………11, 110, 111
コミュニティサービス（community service）…18, 19, 21, 57–59, 73–76, 79, 88
コン医師（エセルドレダ・コン）…iii, 15, 18–20, 58, 60, 62, 64–66, 73

さ　行

需要計画 ………………28, 49, 89–95

ジルベール教授（セルジュ・ジルベール）..................iii, 34, 40, 41, 53, 157
鈴木邦彦 i
ステファニー・リスト 103
仙台方式 128–131, 136
総合医......ii, iii, 17, 19, 26–29, 34, 39–41, 53, 54, 97, 100, 101, 114, 115, 129, 136, 142, 148, 160, 161

た 行

地域包括ケア....................................19
──システム............2, 23, 75, 86, 162
統合ケア機関（Integrated Care Board、ICB）...........................35, 59, 60, 78
統合ケアシステム（Integrated Care System、ICS）...45, 58–60, 62, 66–69, 75, 88
登録制 ...ii, 4–6, 9–12, 14–16, 27, 49, 137, 159–162
トラスト（trust）...57, 58, 60, 68, 73, 74, 76, 78, 87, 88, 159

な 行

二木立 3, 13, 14, 159
20分の19............46, 50, 114, 136, 150
認定制 4, 5, 9, 14–16
人頭払い 4, 5, 14–16, 57, 99, 159

は 行

バーチャルワード（virtual ward）...77, 79, 80, 88

バックログ（backlog）...43, 77, 155, 159
プライマリ・ケア...1, 3, 10, 11, 17, 18, 21, 23, 26, 58, 59, 63–67, 110, 111, 160
──・ネットワーク（Primary Care Network、PCN）..............57, 63–66
包括払い 4, 5, 14–16, 51, 57
防御壁（Schutzwall）...47, 55, 114, 150, 152–155
ボグダン医師（ボグダン・チワ・ジュルカ）..........................iii, 21, 23, 65, 69, 70
ホワイトプラン（plan blanc）......34, 53, 142

ま 行

三原岳 1, 9
メゾン・ド・サンテ（maison de santé）
..................iii, 10, 39, 40, 97, 98, 104–106
モザイクな有事...112, 117, 122, 136, 156, 158
モール医師（スティーブ・モール）...20, 37, 54, 118, 121

や 行

予算保持 68, 69, 100
吉田恵子 ....ii, 51
米澤ルミ子 ...iii, 19, 34, 43, 60, 73, 74, 79

ら 行

ラコム医師（カリーヌ・ラコム）......41, 114, 115, 117

著者略歴
1978 年生
2005 年　大阪大学医学部卒業
　　　　国立病院機構呉医療センター等を経て，2013 年 Emory University Rollins School of Public Health 卒業（フルブライト奨学金）．厚生労働省国際課，医政局地域医療計画課，公立昭和病院感染症科等を経て
現　在　日本医師会総合政策研究機構主席研究員
著　書　『実践 医療現場の行動経済学──すれ違いの解消法』（執筆，東洋経済新報社），*Realism for Social Sciences*（執筆，Springer）ほか．

かかりつけ医機能と感染症有事
欧州に学ぶコロナ危機対応の問題点

2024 年 9 月 15 日　第 1 版第 1 刷発行

著　者　森井　大一（もりい　だいいち）
発行者　井村　寿人
発行所　株式会社　勁草書房（けいそう）
112-0005　東京都文京区水道 2-1-1　振替 00150-2-175253
　　　　（編集）電話 03-3815-5277／FAX 03-3814-6968
　　　　（営業）電話 03-3814-6861／FAX 03-3814-6854
理想社・牧製本

©MORII Daiichi 2024

ISBN978-4-326-70132-2　　Printed in Japan

〈出版者著作権管理機構　委託出版物〉
本書の無断複製は著作権法上での例外を除き禁じられています．
複製される場合は，そのつど事前に，出版者著作権管理機構
（電話 03-5244-5088，FAX 03-5244-5089，e-mail: info@jcopy.or.jp）
の許諾を得てください．

＊落丁本・乱丁本はお取替いたします．
　ご感想・お問い合わせは小社ホームページから
　お願いいたします．

https://www.keisoshobo.co.jp

二木　立　著

介護保険と医療保険改革	† 3740 円
21世紀初頭の医療と介護 　幻想の「抜本改革」を超えて	† 4180 円
医療経済・政策学の視点と研究方法	† 3630 円
介護保険制度の総合的研究	3520 円
医療改革 　危機から希望へ	† 3960 円
医療改革と財源選択	† 3850 円
民主党政権の医療政策	† 3520 円
福祉教育はいかにあるべきか	2750 円
TPPと医療の産業化	† 3850 円
安倍政権の医療・社会保障改革	2640 円
地域包括ケアと地域医療連携	2970 円
地域包括ケアと福祉改革	2750 円
医療経済・政策学の探究	5500 円
地域包括ケアと医療ソーシャルワーク	2750 円
コロナ危機後の医療・社会保障改革	2530 円
2020年代初頭の医療・社会保障	2750 円
病院の将来とかかりつけ医機能	2970 円

―――――勁草書房刊

＊表示価格は2024年9月現在，消費税は含まれております．
†はオンデマンド版です．